全国中医药行业高等教育"十三五"规划教材
全国高等中医药院校规划教材（第十版）　配套教学用书

·········· 易学助考口袋丛书 ｜··········

中医诊断学

主　编　李灿东

副主编　林雪娟

编　委　闵莉　俞洁　王洋

U0334502

中国中医药出版社
·北　京·

图书在版编目（CIP）数据

中医诊断学 / 李灿东主编 . —2 版 . —北京：中国中医药出版社，
2018.6

（易学助考口袋丛书）

ISBN 978 - 7 - 5132 - 4751 - 1

Ⅰ . ①中… Ⅱ . ①李… Ⅲ . ①中医诊断学—中医学院—教材

Ⅳ . ① R241

中国版本图书馆 CIP 数据核字（2018）第 014282 号

中国中医药出版社出版

北京市朝阳区北三环东路 28 号易亨大厦 16 层

邮政编码　100013

传真　010-64405750

保定市西城胶印有限公司印刷

各地新华书店经销

开本 787×1092　1/32　印张 6　字数 128 千字

2018 年 6 月第 2 版　2018 年 6 月第 1 次印刷

书号　ISBN 978 - 7 - 5132 - 4751 - 1

定价　20.00 元

网址　www.cptcm.com

社 长 热 线　010-64405720

购 书 热 线　010-89535836

维 权 打 假　010-64405753

微信服务号　zgzyycbs

微商城网址　https://kdt.im/LIdUGr

官 方 微 博　http://e.weibo.com/cptcm

天猫旗舰店网址　https://zgzyycbs.tmall.com

如有印装质量问题请与本社出版部联系（010-64405510）

前　言

　　2003年，"新世纪全国高等中医药院校规划教材"全面启用之际，针对中医药院校学生在专业学习中普遍反映的课本内容多、抓不住重点、理解记忆困难等问题，中国中医药出版社策划了"易学助考口袋丛书"，包括中医基础、中医临床、西医基础、西医临床及中药专业在内的主干课程配套用书共29种。该套丛书自出版以来，帮助中医药院校在校学生掌握相关课程的学习要点，提高学习效率，从容应对各种考试，深受大家的喜爱，并多次重印。

　　随着全国中医药行业高等教育规划教材的历次改版，教学内容屡有调整。该套丛书虽需求不断，但有必要与时俱进，以更好地与新版规划教材匹配。基于此，我们特别邀请"全国中医药行业高等教育'十三五'规划教材、全国高等中医药院校规划教材（第十版）"的编委会专家，紧扣新版教材内容和教学大纲，对"易学助考口袋丛书"进行修订，将每门课程中需要掌握的要点、重点、难点等核心内容重新提炼、浓缩，提纲挈领，方便学生学习和记忆，以期继续为广大同学复习应考保驾护航。

中国中医药出版社

2017年9月

编写说明

    《中医诊断学》是在中医学理论指导下，研究诊法、诊病、辨证的基本理论、基本知识和基本技能的一门学科，是基础理论与临床各科之间的桥梁。经过近几十年的发展，已经成为比较成熟的一门主干课程。

    为了帮助学生和广大中医药爱好者更好地复习和掌握中医诊断学的基本知识，本书以全国中医药行业高等教育"十三五"规划教材《中医诊断学》为蓝本，以教材的主要内容为主线，突出重点、难点和疑点，同时通过对比，加深理解，达到执简驭繁，举一反三的目的。

    本书每章以"★★★"符号标示教学大纲的重点内容，以"★★"符号标示难点内容。[知识点归纳]以大纲要求掌握熟悉的内容为主，并以表格或图例形式重点表示；[难点解析]主要是针对大纲要求的知识点中，需要注意及不易理解的内容，如：术语释义、鉴别比较、机理分析等。

    本书可供中医学、针灸推拿学、中西医临床医学本科、专科、研究生及自学中医专业者学习中医诊断时参考，对学习本门课程起到助学、助考、解难的作用。

    在本书的编写过程中，福建中医药大学中医诊断学科研究生张梦婷、李丹、汪梦洁、黄娜、靳枫、吴敏、王淼等付出了辛勤的劳动，在此表示感谢！若书中仍有不当之处，敬请读者提出宝贵意见，以便再版时修订完善。

《中医诊断学》编委会

2017 年 11 月

目 录

绪 论

第一章 望 诊

第二章 闻 诊

第三章 问 诊

第七章　病位辨证

第八章　中医诊断思维与应用

第九章 中医医案与病历书写

绪　论

教学目标

1. 掌握中医诊断的基本原理和基本原则。

2. 熟悉中医诊断学的主要内容。

3. 了解中医诊断学的发展简史、中医诊断学的学习方法。

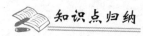 **知识点归纳**

一、中医诊断学的主要内容★★★

1. 诊法 是中医诊察、收集病情资料的基本方法和手段，主要包括望、闻、问、切"四诊"。

2. 诊病 亦称辨病，是以中医学理论为指导，综合分析四诊资料，对疾病的病种做出判断，得出病名的思维过程。

3. 辨证 是在中医学理论指导下，对患者的各种临床资料进行分析、综合，从而对疾病当前病位与病性等本质做出判断，并概括为完整证名的诊断思维过程。

4. 病历 又称病案，是对患者的病情、病史、诊断和治疗等情况的翔实记录。

二、中医诊断的基本原理★★★

司外揣内；见微知著；以常衡变；因发知受。

三、中医诊断的基本原则★★★

整体审察；四诊合参；病证结合；动静统一。

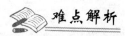 **难点解析**

一、几个概念★★★

1. 症状 是指患者对痛苦或不适的自我感受。

2. 体征 是指医生运用望、闻、切等方法获得的具有诊断意义的客观征象。

3. 症 症状和体征的统称。也称为病状、病形、病候。

4. 病 是在致病因素作用下，机体阴阳失调，脏腑功能失衡，与自然、社会的协调统一遭到破坏的异常状态。

5. 病名 是对该疾病全过程的特点与规律所做的概括总结与抽象。

6. 证 是对疾病过程中所处一定（当前）阶段的病位、病性等所做的病理性概括，是指机体对致病因素做出的反应状态，是对疾病当前本质所做的结论。

7. 证名 将疾病当前阶段的病位、病性等本质，概括成一个诊断名称。

8. 证型 临床较为常见、典型、证名规范或约定俗成的证。

9. 证候 证的外候，是指每个证所表现的、具有内在联系的症状及体征。

10. 证素 证的要素，包括病位和病性，即任何复杂的证都是由病位、病性要素组成的。

二、术语释义★★

因发知受：是根据机体在疾病中所反应的证候特征，确定是寒是热，是风是湿，这种寒、热或风、湿，不是根据气候变化或气温、湿度高低做出判断。

动静统一：一种疾病具有贯穿始终相对稳定的基本病理，同时由于个体差异和环境、气候、季节等因素不同，疾病在不同阶段又有不同的证候变化。因此，在明确疾病诊断的同时，要注意观察证候的变化，及时做出相应的调整。

第一章 ▶ 望　诊

教学目标

（一）全身望诊

1.掌握望神的概念，得神、少神、失神、假神、神乱的表现与临床意义；熟悉望神的重点；了解望神的原理。

2.掌握色与泽的意义；常色和病色、主色与客色、善色与恶色的概念及特点；五色主病的临床意义。熟悉望色的概念；望色十法的内容。了解望面色的原理；面部脏腑分候的理论。

3.熟悉望形、望态的基本内容及临床意义。了解望形、望态诊病的原理。

（二）局部望诊

1.熟悉头面、五官、颈项、皮肤的异常表现与临床意义。

2.了解躯体、四肢、二阴的异常表现与临床意义。

（三）舌诊

1.了解舌的形态结构。熟悉舌诊的原理。

2.掌握舌诊的方法。熟悉舌诊的注意事项。

3.掌握舌诊的内容；正常舌象的特征及意义。了解舌象的生理变异。

4.掌握病理舌象（舌质、舌苔）的特征和临床意义。熟悉望舌下络脉的内容；舌下络脉异常的表现及临床意义。

5.熟悉舌的神气（有神、无神）、胃气（有胃气、无胃气）的特征和临床意义；舌质、舌苔综合分析的原则、临床意义。了解舌象的动态分析；舌诊的临床意义。

（四）望小儿指纹

1.熟悉望小儿指纹的概念；望小儿指纹的方法。

2.了解望小儿指纹诊病的原理。

3.掌握正常小儿指纹的表现；常见病理小儿指纹的表现及临床意义。

（五）望排出物

熟悉痰、涕、呕吐物的常见异常表现及临床意义。了解涎、唾的常见异常表现及临床意义。

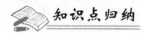 知识点归纳

一、全身望诊（神、色、形、态）

（一）望神★★★

1. 望神的重点

（1）两目 目为五脏六腑精气汇聚之地，因而两目最易传神。

（2）面色 人体面部皮肤的色泽，亦是神气外现的重要征象。

（3）神情 是指精神意识和面部表情的综合体现，是心神和脏腑精气盛衰的外在表现。

（4）体态 人体的形体动态，也是反映神之盛衰的主要标志之一。形体的强弱胖瘦、动态的自如与否，均与脏腑精气的盛衰密切相关。

2. 神的判断（表 1–1，表 1–2）

表 1–1 得神、少神、失神、假神的特征及临床意义鉴别表

		得神	少神	失神		假神
				精亏神衰	邪盛扰神	
临床表现	目光	两目灵活明亮有神	两目晦滞目光乏神	两目晦暗瞳神呆滞		原本目光晦暗突然浮光暴露
	神情	神志清晰表情自然	精神不振思维迟钝	精神萎靡意识模糊	神昏谵语昏愦不语	本已神昏突然神识似清
	面色	面色红润含蓄不露	面色少华色淡不荣	面色无华晦暗暴露		本为面色晦暗突然颧红如妆

续表

		得神	少神	失神		假神
				精亏神衰	邪盛扰神	
临床表现	体态	肌肉不削 反应灵敏	肌肉松软 动作迟缓	形体羸瘦 反应迟钝	猝倒神昏 两手握固	久病卧床不起 忽思活动
	语言	语言清晰 对答如常	声低懒言	低微断续 言语失伦	牙关紧闭	本不言语 突然言语不休
	饮食	饮食如常	食欲减退	毫无食欲		久不能食 突然索食
临床意义		精气充盛 体健神旺	正气不足 精气轻度 损伤	精气大伤 脏腑功能 严重受损	邪陷心包 内扰神明 肝风夹痰 蒙蔽清窍	脏腑精气极度 衰竭 正气将脱

表1-2 神乱的特征及临床意义归纳表

	神乱			
	焦虑恐惧	淡漠痴呆	狂躁不安	猝然昏仆
临床表现	焦虑不安 心悸不宁 恐惧胆怯	神识痴呆 表情淡漠 喃喃自语 哭笑无常	狂妄躁动 呼笑怒骂 打人毁物 不避亲疏 登高而歌 弃衣而走 妄行不休	猝然仆倒 不省人事 口吐涎沫 口出异声 四肢抽搐 醒后如常
病机及临床意义	心胆气虚 心神失养 见于脏燥	忧思气结 痰浊蒙蔽心神 先天禀赋不足 见于癫病或痴呆	暴怒化火 炼津为痰 痰火扰神 见于狂病	肝风夹痰 蒙蔽清窍 见于痫病

（二）望色★★★

1. 望色、泽的意义　色指皮肤颜色，可反映气血的盛衰和运行情况，并在一定程度上反映疾病的不同性质和不同脏腑的病证。泽指皮肤光泽，是脏腑精气盛衰的表现。

2. 面部分候脏腑

（1）《灵枢·五色》对面部的不同部位进行命名，分别配属不同脏腑，多用于内伤杂病（表1–3）。

表1–3　《灵枢·五色》面部名称及所候脏腑

面部名称		所候	面部名称		所候
现用名称	《灵枢·五色》名称		现用名称	《灵枢·五色》名称	
额	庭（颜）	首面	鼻尖	肝下（面王）	脾
眉心上	阙上	咽喉	鼻翼旁	面王以上	小肠
眉心	阙中	肺	鼻翼	方上	胃
鼻根	下极（阙下）	心	颧骨下	中央	大肠
鼻柱	直上（下极之下）	肝	颊	夹大肠	肾
鼻柱旁	肝左者	胆	人中	面王以下	膀胱、子处

（2）《素问·刺热》以面部分候五脏，其对应关系为：额部候心，鼻部候脾，左颊候肝，右颊候肺，颏部候肾（图1–1）。多用于外感热病。

3. 常色　是指人体健康时面部皮肤的色泽。

（1）**主色**　个人生来所有、一生基本不变的肤色，属于个体肤色特征。

（2）**客色**　因季节、气候、昼夜等外界因素变动而发生相应变化的肤色。

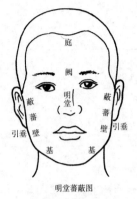

明堂蕃蔽图

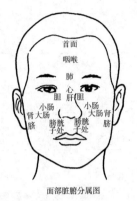

面部脏腑分属图

图 1-1 面部脏腑分属图

4. 病色 人体在疾病状态时面部显示的色泽。

（1）**善色** 凡五色光明润泽者为善色。说明病变尚轻，脏腑精气未衰，多见于新病、轻病，预后较好。

（2）**恶色** 凡五色晦暗枯槁者为恶色。说明脏腑精气已衰，多见于久病、重病，预后不良。

5. 五色主病

（1）青色（表 1-4）

表 1-4 望青色特征及临床意义归纳表

临床表现	临床意义	
面色淡青或青黑	阴寒内盛、疼痛剧烈	寒证 气滞 血瘀 疼痛 惊风
面色与口唇青紫	心气、心阳虚衰，心血瘀阻；肺气闭塞	
面色青灰，口唇青紫	心阳不振、心脉闭阻	
面色青黄	肝郁脾虚、血瘀水停	
小儿眉间、鼻柱、唇周发青	惊风或欲作惊风	

（2）赤色（表1-5）

表1-5 望赤色特征及临床意义归纳表

临床表现	临床意义	
满面通红	实热证（热性炎上）	热证 戴阳证
两颧潮红	虚热证（阴虚阳亢、虚火上炎）	
久病面色苍白，时而颧赤泛红如妆	戴阳证（真寒假热）	

（3）黄色（表1-6）

表1-6 望黄色特征及临床意义归纳表

临床表现	临床意义	
面色黄而枯槁无光（萎黄）	脾胃气虚，气血不足	脾虚 湿证
面黄虚浮（黄胖）	脾虚湿蕴	
面目身俱黄（黄疸）	湿热蕴结（阳黄）；寒湿困阻（阴黄）	

（4）白色（表1-7）

表1-7 望白色特征及临床意义归纳表

临床表现	临床意义	
面色淡白	气血不足；失血	虚证 寒证 失血 夺气
面色㿠白	阳虚寒证；阳虚水泛（㿠白虚浮）	
面色苍白	脱血（面色苍白伴大出血）；阳气暴脱（面色苍白伴四肢厥冷、冷汗淋漓）	

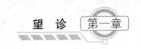

（5）黑色（表1-8）

表 1-8　望黑色特征及临床意义归纳表

临床表现	临床意义	
面色黧黑晦暗	肾阳亏虚	肾虚
面黑干焦	肾阴亏虚	寒证
面色紫黯黧黑，伴有肌肤甲错	瘀血	水饮血瘀
眼周发黑	肾虚水饮内停；寒湿带下	疼痛

附：望色十法

浮沉分表里——浮（表），沉（里）

清浊审阴阳——清（阳），浊（阴）

微甚别虚实——微（虚），甚（实）

散抟辨新久——散（新），抟（久）

泽夭测成败——泽（精气未衰），夭（精气已衰）

（三）望形体（表1-9）★★★

表 1-9　望形体、体质特征及临床意义归纳表

		临床表现	临床意义
形体	体强	骨骼健壮，胸廓宽厚，肌肉充实，皮肤润泽，筋强力壮	气血旺盛，脏腑坚实，抗病力强
	体弱	骨骼细小，胸廓狭窄，肌肉消瘦，皮肤干枯，筋弱无力	气血不足，体质虚弱，脏腑脆弱，抗病力弱

续表

		临床表现	临床意义
形体	肥胖	"肉盛于骨"，脂肪偏多	痰湿积聚
		胖而能食	形气有余
		胖而食少	形盛气虚
	消瘦	形瘦食多	中焦火炽
		形瘦食少	中气虚弱
		消瘦伴五心烦热	阴虚内热
		久病不起，骨瘦如柴	脏腑精气衰竭
体质	阴脏人	体形偏于矮胖，头圆颈短粗，肩宽胸厚，喜后仰，喜热恶凉	阳气较弱，阴气偏旺
	阳脏人	体形偏于瘦长，头长颈细长，肩窄胸平，喜前屈，喜凉恶热	阴气较亏，阳气偏旺
	平脏人	体形介于阴脏人与阳脏人之间	阴阳平衡，气血调匀

（四）望姿态（表1-10）★★★

表1-10 望姿态特征及临床意义归纳表

	临床表现	临床意义
动静	坐而仰首	多见于哮病、肺胀，多因痰饮停肺、肺气壅滞所致
	坐而喜俯，少气懒言	气虚体弱
	但卧不能坐，坐则晕眩，不耐久坐	肝阳化风或气血俱虚、夺气脱血

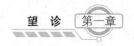

续表

	临床表现	临床意义
动静	但坐不得卧，卧则咳逆	肺气壅滞，气逆于上，或心阳不足，水气凌心
	坐卧不宁	烦躁，或腹满胀痛
	坐时常以手抱头，头倾不能昂，凝神直视	精神衰败
	喜向内，喜静懒动，身重不能转侧	阴证、寒证、虚证
	喜向外，身轻自能转侧，躁动不安	阳证、热证、实证
	仰卧伸足，掀去衣被	实热证
	蜷卧缩足，喜加衣被	虚寒证
	行走站立不稳，如坐舟车，不能自持	眩晕，多属肝风内动或气血亏虚
	不耐久力	气血虚衰
	常以手扪心，闭目蹙额	心虚怔忡
	以手护腹，俯身前倾	腹痛
	行走时身体震动不定	肝风内动，或筋骨虚损
	行走之际，突然止步不前，以手护心，不敢行动	真心痛
	以手护腰，弯腰曲背，转摇不便，行动艰难	腰腿病

续表

	临床表现	临床意义
异常	颤动	若见于外感热病，多为热盛动风；若见于内伤虚证，多为血虚阴亏，筋脉失养，属虚风内动
	手足蠕动	脾胃气虚，气血生化不足，筋脉失养，或阴虚动风
	手足拘急	寒邪凝滞或气血亏虚，筋脉失养
	四肢抽搐	肝风内动，筋脉拘急，可见于惊风、痫病
	角弓反张	肝风内动，筋脉拘急，可见于热极生风、破伤风、马钱子中毒
	循衣摸床，撮空理线	病重失神
	猝然跌倒，半身不遂	中风病
	猝倒神昏，口吐涎沫	痫病
	舞蹈病状，不能自制	先天禀赋不足或气血不足，风湿内侵
衰惫	机体出现衰惫姿态	脏腑精气虚衰和功能低下

二、局部望诊

（一）望头面★★★

1. 头形、动态（表 1-11）

表 1-11　望头形、动态特征及临床意义归纳表

临床表现	临床意义
头大	先天不足，肾精亏虚，水液停聚于脑
头小	肾精不足

续表

临床表现	临床意义
方颅	肾精不足；脾胃虚弱；多见于佝偻病、先天性梅毒患儿
头摇	肝风内动

2. 囟门（表1-12）

表1-12 望囟门特征及临床意义归纳表

临床表现	临床意义
囟填（囟门突起）	实证（热邪火毒上攻；颅内水液停聚；脑髓有病）
囟陷（囟门凹陷）	虚证（吐泻伤津；气血不足；先天肾精亏虚；脑髓失充）
解颅（囟门迟闭）	先天肾精不足；后天脾胃虚弱（常伴五软、五迟）

3. 头发（表1-13）

表1-13 望头发特征及临床意义归纳表

临床表现	临床意义
发黄干枯，稀疏易落	精血不足
小儿头发稀疏黄软	先天不足，肾精亏损
青壮年白发伴耳鸣、腰酸	肾虚
青壮年白发伴失眠、健忘	劳神伤血
短时间内须发大量变白	肝郁气滞
小儿发结如穗，枯黄无泽	疳积
突呈片状脱发（斑秃）	血虚受风
发稀而细易脱	肾虚、精血不足
青壮年头发稀疏易落伴眩晕、健忘	肾虚

续表

临床表现	临床意义
青壮年头发稀疏易落伴头皮发痒、多屑、多脂	血热生风
脱发伴头痛、面暗、舌紫斑、脉细涩	瘀血阻滞

4. 面形（表 1-14）

表 1-14　望面形特征及临床意义归纳表

	临床表现	临床意义
面肿	颜面红肿，色如涂丹，焮热疼痛	抱头火丹。风毒上攻
	头肿大如斗，面目肿甚，目不能开	大头瘟。天行时疫，毒火上攻
腮肿	腮部以耳垂而中心肿起，边缘不清	痄腮。外感温毒
	颐颌部肿胀疼痛，张口受限	发颐。阳明热毒上攻
面削颧耸（面脱）		气血虚衰，脏腑精气耗竭，失神的表现
口眼㖞斜	单见口眼㖞斜（口僻）	风邪中络
	伴半身不遂	肝阳化风，风痰阻闭经络
特殊面容	惊恐貌	狂犬病
	苦笑貌	破伤风

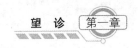

（二）望五官

1. 目色（表 1–15）

表 1–15 望目色特征及临床意义归纳表

临床表现		临床意义
目赤	伴见肿痛	实热证
	全目赤肿	肝经风热上攻
	两眦赤痛	心火上炎
	白睛发红	肺火
	睑缘赤烂	脾经湿热
	白睛红赤灼热，有传染性	感受时邪热毒（天行赤眼）
白睛发黄		黄疸
目眦淡白		血虚失血
目胞色黑晦暗	目眶周围色黑	肾虚水泛；寒湿下注
	目眶色黑伴肌肤甲错	瘀血内阻
黑睛灰白混浊	黑睛深层呈圆盘状翳障	邪毒侵袭；肝胆实火；湿热熏蒸；阴虚火旺

2. 目形（表 1–16）

表 1–16 望目形特征及临床意义归纳表

临床表现		临床意义
胞睑肿胀	目胞浮肿，皮色不变	水肿病初起
	胞睑红肿，睑缘起节肿（针眼）	风热毒邪；脾胃蕴积热毒
	胞睑漫肿，红如涂丹，化脓溃破（眼丹）	
眼窝凹陷		吐泻伤津；脏腑精气衰竭

续表

临床表现		临床意义
眼球突出	眼突而喘	肺胀。痰浊阻肺，肺气不宣
	眼突颈肿	瘿病。肝郁化火，痰气壅结

3. 目态（表 1-17）

表 1-17　望目态特征及临床意义归纳表

临床表现	临床意义
瞳孔缩小	肝胆火炽；劳损肝肾，虚火上扰；药物中毒
瞳孔散大	肾精耗竭（病危）；绿风内障；杏仁、麻黄、曼陀罗中毒；阿托品等西药所致
目睛凝视	肝风内动；脏腑精气耗竭；痰热内闭；瘿病

4. 耳（表 1-18）

表 1-18　望耳特征及临床意义归纳表

临床表现			临床意义
色泽	润枯	耳廓色泽红润	气血充足
		耳廓焦黑干枯	肾精亏虚
	颜色	耳廓淡白	气血亏虚
		耳轮红肿	肝胆湿热；热毒上攻
		耳轮青黑	阴寒内盛；剧痛
		小儿耳背有红络，耳根发凉	麻疹先兆

续表

临床表现			临床意义
形态	耳廓形大	耳廓外形厚而大	肾气充足
		耳廓肿大伴见色红	少阳相火上攻
	耳廓瘦小	耳廓瘦小而薄	先天亏损，肾气不足
		耳廓瘦削而干焦	肾精耗竭；肾阴不足
		耳廓萎缩	肾气竭绝
	耳轮甲错	耳轮肌肤甲错	久病血瘀
耳内病变	耳内流脓	发作急骤，脓液黄稠，剧痛	风热上扰；肝胆湿热
		流脓日久，脓液清稀，耳痛较缓	肾阴虚损；虚火上炎
	耳道红肿	局部红肿疼痛，突起如椒目状	耳疖。邪热搏结耳窍

5. 鼻（表 1–19）

表 1–19 望鼻特征及临床意义归纳表

临床表现			临床意义
色泽	润枯	鼻端微黄明润	新病，胃气未伤；或久病，胃气来复
		鼻端晦暗枯槁	胃气已衰
	颜色	鼻端色白	气血亏虚
		色赤	肺脾蕴热
		色黄	湿热
		色青	阴寒腹痛
		小儿山根青筋	肝经气滞寒凝、肝脾不和、乳食积滞

续表

临床表现			临床意义
形态	鼻头肿胀	红肿或生疮，疼痛	邪热盛（胃热；血热）
		酒齄鼻	肺胃蕴热，血瘀成齄
	鼻柱溃陷	鼻柱溃陷	梅毒
		鼻柱塌陷兼眉毛脱落	麻风恶候
	鼻翼扇动	鼻扇	肺热；哮病；肺气衰竭（重病）
鼻内病变	鼻流清涕	伴见恶寒发热、鼻塞	风寒表证
		常流浊涕，量多	鼻鼽。阳气虚弱
	鼻流浊涕	伴见恶寒发热、咽痛	风热表证
		常流浊涕、量多不止	鼻渊。外感风热；胆经蕴热

6. 口（表1-20）

表1-20 望口特征及临床意义归纳表

临床表现		临床意义
口角流涎	小儿口中流涎（滞颐）	脾虚湿盛
	成人口角流涎	中风
口疮	口腔内膜溃疡点	心脾积热；阴虚火旺
	口疮反复发作	中气不足
鹅口疮	小儿口腔满布白屑	感受邪毒；心脾积热；肾阴亏损，虚火上炎

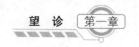

续表

临床表现		临床意义
口之动态	口张（口开不闭）	虚证；肺气将绝
	口噤（口闭难开）	实证；痉病；惊风；中风入脏之重证
	口撮（上下唇紧聚）	邪正交争；破伤风；脐风（小儿）
	口僻（口角歪斜一侧）	风邪中络；风中脏腑
	口振（口唇振摇）	疟疾初起
	口动（口频繁开合）	胃气虚弱；动风

7. 唇（表 1-21）

表 1-21　望唇特征及临床意义归纳表

临床表现	临床意义
唇色淡白	血虚；失血
唇色深红	热盛；热盛伤津
唇色青紫	阳气虚衰，血行瘀滞
唇色青黑	寒凝血瘀；痛极血络郁阻
口唇干裂	燥热伤津；阴虚液亏
口唇糜烂	脾胃积热；虚火上炎
唇边生疮，红肿疼痛	心脾积热

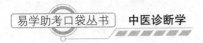

8. 齿龈（表1–22）

表1–22　望齿龈特征及临床意义归纳表

临床表现		临床意义
牙齿形色	牙齿洁白润泽	肾气充足，津液未伤
	牙齿干燥	胃阴已伤
	牙齿光燥如石	阳明热甚，津液大伤
	牙齿燥如枯骨	肾阴枯竭，精不上荣
	牙齿枯黄脱落	骨绝（病重）
牙齿动态	牙关紧闭	风痰阻络；热极动风
	咬牙龂齿	热盛动风
	睡中龂齿	胃热、食滞或虫积
牙龈色泽	牙龈淡红而润泽	胃气充足，气血调匀
	牙龈淡白	血虚或失血
	牙龈红肿疼痛	胃火亢盛
牙龈形态	龈肉萎缩，牙根暴露，牙齿松动	牙宣。肾虚；胃阴不足；气血不足
	牙龈溃烂，流腐臭血水	牙疳。胃腑积热，复感风热或疫疠之邪
齿衄		胃肠实热；胃、肾阴虚；脾不统血

9. 咽喉（表1-23）

表1-23　望咽喉特征及临床意义归纳表

临床表现		临床意义
红肿	新病咽部深红，肿痛明显	实热证（风热邪毒；肺胃热毒壅盛）
	久病咽部嫩红，肿痛不明显	阴虚证（肾阴亏虚）
	淡红漫肿，疼痛轻微	痰湿凝聚
	喉核红肿突起	乳蛾。风热外袭；肺胃热盛；肺肾阴虚
	红肿高突，痛剧	喉痈。脏腑蕴热
溃烂	新病溃烂，分散表浅	肺胃之热轻浅
	溃烂成片	肺胃火毒壅盛
	溃腐浅表分散，反复发作	虚火上炎
	成片洼陷，周围淡白，久不愈	气血不足，肾阳亏损
伪膜	伪膜松厚易拭去	肺胃热浊
	伪膜坚韧不易拭去	白喉。外感时行疫邪；热毒伤阴

附：五轮学说★★★

瞳仁——肾（水轮）

黑睛——肝（风轮）

两眦——心（血轮）

白睛——肺（气轮）

眼睑——脾（肉轮）

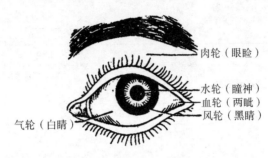

图 1-2　五轮部分与五脏分属图

（三）望颈项（表1-24）★★★

表 1-24　望颈项特征及临床意义归纳表

临床表现		临床意义
外形变化	颈前肿块突起	瘿瘤。肝郁气结，痰凝血瘀；水土失调，痰气凝结
	颈侧肿块如串珠	瘰疬。肺肾阴虚；外感风热时毒
动态	项部筋脉肌肉僵硬	项强。风寒侵袭，经气不利；热极生风；风寒客于经络
	颈项软弱，抬头无力	小儿项软——先天不足，后天失养；久病、重病项软——脏腑精气衰竭（病危）
	颈脉怒张	心血瘀阻；肺气壅滞；心肾阳衰，水气凌心

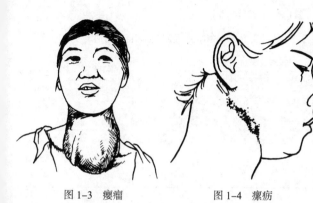

图 1-3 瘿瘤　　　　　图 1-4 瘰疬

（四）望躯体

1. 胸胁（表 1-25）

表 1-25　望胸胁特征及临床意义归纳表

临床表现	临床意义
扁平胸	肺肾阴虚；气阴两虚
桶状胸	伏饮积痰，壅滞肺气；肾不纳气
鸡胸	先天不足、肾精亏虚；后天失养，脾胃虚弱
漏斗胸	先天发育不良
肋如串珠	肾精不足；后天失养、发育不良
胸不对称	肺痿；肺部手术后；悬饮；气胸
乳痈	肝气郁结；胃热壅滞；外感邪毒

2. 腹部（表 1–26）

表 1–26 望腹部特征及临床意义归纳表

临床表现	临床意义
腹部膨隆，周身俱肿	水肿病。肺脾肾失调，水湿内停
腹部肿大，四肢消瘦	鼓胀。肝气；脾虚
腹部凹陷，形体消瘦	脾胃气虚；吐泻太过
腹皮甲错，深凹着脊	脏腑精气衰竭（病危）
腹部皮肤青筋暴露	鼓胀重证。肝郁气滞，脾失健运，气滞湿阻；脾肾阳虚，水湿内停

3. 腰背部（表 1–27）

表 1–27 望腰背特征及临床意义归纳表

临床表现	临床意义
脊柱后突	小儿——胎禀怯弱，肾精亏虚；后天失养。成人——脊椎疾患。久病——脏腑精气虚衰
脊柱侧弯	发育期坐姿不良；先天不足；一侧胸部疾患者
脊疳	脏腑精气极度亏损
腰部拘急	寒湿侵袭；跌扑闪挫；血脉瘀滞

（五）望四肢（表 1–28）

表 1–28 望四肢特征及临床意义归纳表

	临床表现	临床意义
外形	肢体肿胀，灼热疼痛	热痹。湿热郁阻经络
	足跗肿胀，全身浮肿	水肿病
	下肢肿胀，皮粗如象皮	丝虫病
	膝部肿大，红肿热痛	热痹。风湿郁久化热

续表

	临床表现	临床意义
外形	膝关节肿大，股胫肌肉消瘦	鹤膝风。气血亏虚，寒湿久留
	膝部紫暗，漫肿疼痛	外伤
	下肢畸形	先后天不足
	手指变形	久病心肺气虚，血瘀痰阻
	小腿青筋	寒湿内侵；体质素虚；久病气虚
动态	肢体痿废	痿病；中风；截瘫

（六）望皮肤

1. 皮肤色泽和形态异常（表1–29）★★★

表1–29　望皮肤形色特征及临床意义归纳表

		临床表现	临床意义
色泽	皮肤发黄	面目、皮肤、爪甲俱黄	黄疸。阳黄（湿热蕴蒸）；阴黄（寒湿阻遏）
	皮肤发赤	皮肤鲜红如涂丹，边缘清楚，灼热肿胀	丹毒。发于上部——风热化火；发于下部——湿热化火
	皮肤发黑	黄中显黑，黑而晦暗	黑疸。劳损伤肾；肾阳虚衰
	皮肤白斑	点片状白色改变	白驳风。风湿侵袭，气血失和
形态	皮肤干枯	干枯无华、脱屑	阴津耗伤；营血亏虚；燥邪侵袭
	肌肤甲错	干枯粗糙，状若鱼鳞	血瘀日久
	肌肤水肿	肿起较速，眼睑、颜面先肿	阳水。外感风邪，肺失宣降
		肿起较缓，下肢、腹部先肿	阴水。脾肾阳虚，水湿泛滥

2. 皮肤病症

（1）斑疹（表 1-30）★★★

表 1-30　望斑疹临床意义归纳表

	临床表现	临床意义
斑	深红或青紫色斑块，平铺于皮下，抚之不碍手，压之不褪色	外感温热邪毒，内迫营血；脾虚血失统摄；外伤
疹	红色、紫红色粟粒状疹点，高出皮肤，抚之碍手，压之褪色	麻疹、风疹、瘾疹。外感风热时邪或过敏；热入营血

（2）水疱（表 1-31）★★★

表 1-31　望水疱临床意义归纳表

	临床表现	临床意义
水痘	椭圆形小水疱，顶满无脐，晶莹明亮，浆液稀薄，皮薄易破	外感时邪，内蕴湿热
白㾦	白色小疱疹，晶莹如粟	外感湿热，郁于肌表，汗出不彻
热气疮	皮肤黏膜交界处出现针头或绿豆大小簇集成群的水疱，灼热瘙痒	外感风温热毒，阻于肺胃；肝经湿热下注
缠腰火丹	见于单侧腰部或胸胁部，初起灼热刺痛，继则成群小水疱，刺痛	肝经湿热熏蒸
湿疹	出现红斑，形成丘疹，水疱，破后渗液，出现红色湿润糜烂面	禀赋不耐，饮食失节，湿热内蕴，复感外邪

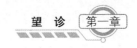

（3）疮疡（表1-32）

表1-32　望疮疡临床意义归纳表

临床表现		临床意义
痈	红肿高大，根盘紧束，焮热疼痛（未脓易消，已脓易溃，疮口易敛）	湿热火毒蕴结，气血壅滞
疽	初起局部有脓头、焮热红肿胀痛，易向深部扩散	有头疽。外感热邪火毒，内有脏腑蕴毒
	漫肿无头，皮色不变，无热少痛（难消、难溃、难敛）	无头疽。气血亏虚，寒痰凝滞
疔	形小如粟，根深坚硬，状如钉丁，麻木疼痛	竹木刺伤；感受疫毒、疠毒、火毒
疖	形小而圆，根浅局限，红肿不甚，容易化脓，脓溃即愈	外感火热毒邪；湿热蕴结

三、舌诊

（一）舌的形体结构

　　舌的上面叫舌背，中医称为舌面，下面叫舌底。舌体的前端称为舌尖；舌体的中部称为舌中；舌体的后部、人字形界沟之前，称为舌根；舌体两侧称为舌边。舌体的正中有一条不甚明显的纵行皱褶，称为舌正中沟。当舌上卷时，可看到舌底。舌底正中线上有一条连于口腔底的皱襞，叫舌系带。系带终点两侧各有一个小圆形突起，叫舌下肉阜，皆有腺管开口，中医称其左侧的为金津，右侧的为玉液，是胃津、肾液上朝的孔道。

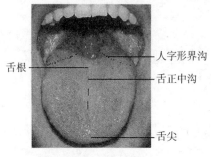

图 1-5　舌面部

人字形界沟
舌根
舌正中沟
舌尖

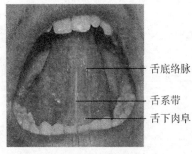

图 1-6　舌底部

舌底络脉
舌系带
舌下肉阜

（二）舌诊原理★★★

1. 脏腑经络联系于舌

（1）舌为心之苗，手少阴心经之别系舌本。

（2）舌为脾之外候，足太阴脾经连舌本、散舌下，舌居口中司味觉。

（3）肝藏血、主筋，足厥阴肝经络舌本；肾藏精，足少阴肾经挟舌本；足太阳膀胱经经筋结于舌本；肺系上达咽喉，与舌根相连。

2.舌面的脏腑分候

（1）以五脏划分　舌尖属心肺；舌中属脾胃；舌根属肾；舌边属肝胆。

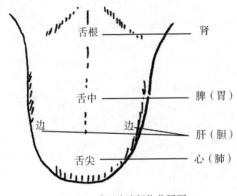

图1-7　舌面脏腑部位分属图

（2）以胃经划分　以舌尖属上脘，舌中属中脘，舌根属下脘。

（3）以三焦划分　舌尖主上焦（心肺），舌中主中焦（脾胃），舌根主下焦（肝肾）。

3.气血津液充养于舌　舌为血脉丰富的肌性器官，有赖于气血的濡养和津液的滋润。

（三）舌诊的方法和注意事项★★★

1.舌诊的方法　先看舌尖，再看舌中、舌边，最后看舌根部；观察舌质的颜色、光泽、形状及动态；观察舌苔的有无、色泽、质地及分布状态；必要时结合闻诊、问诊和扪摸揩刮等方法进行全面诊察。

2. 舌诊的注意事项 ①光线的影响；②饮食或药品的影响；③口腔对舌象的影响；④伸舌姿势的影响。

（四）舌诊的内容和正常舌象（表1-33）★★★

舌诊的内容，可分望苔色望苔质两方面。

表1-33 正常舌象

正常舌象	舌象特征	临床意义
淡红舌	舌质荣润，舌色淡红，大小适中，舌体柔软灵活自如	胃气旺盛，气血津液充盈，脏腑功能正常
薄白苔	舌苔薄白均匀，苔质干湿适中，不黏不腻，揩之不去，其下有根	

（五）望舌质

1. 舌神★★★ 舌神主要表现在舌质的荣润和灵动方面。察舌神之法，关键在于辨荣枯（表1-34）。

表1-34 辨舌神

舌神	舌象特征	临床意义
荣舌	舌质荣润红活，活动自如	健康人，气血充盛；虽病也属善候
枯舌	舌质干枯死板，无光泽，活动不灵	气血衰败；危重病证，恶候

2. 舌色（表 1-35）★★★

表 1-35 望舌色临床意义归纳表

舌色	舌象特征	临床意义
淡红舌	舌色淡红润泽	健康人；外感病之表证；内伤病之病轻
淡白舌	比正常舌色浅淡；舌白几无血色为枯白舌	气血两虚、阳虚，枯白舌主亡血夺气
红舌	比正常舌色红，或呈鲜红色	热证
绛舌	较红舌颜色更深，或略带暗红色	热盛
青紫舌	青舌（全舌淡紫而无红色） 紫舌（深绛而色暗） 淡紫舌（舌淡而泛现青紫） 紫红舌（舌红而泛现紫色） 绛紫舌（舌绛而泛现紫色） 斑点舌（局部青紫色斑点）	气血瘀滞 淡紫而湿润——阴寒内盛或阳气虚衰，血行瘀滞 紫红、绛紫而干枯少津——热毒炽盛，气血壅滞

3. 舌形（表 1-36）★★★

表 1-36 望舌形临床意义归纳表

舌形	舌象特征	临床意义
老舌	舌质纹理粗糙或皱缩，行色坚敛苍老者，舌色较暗	实证
嫩舌	舌质纹理细腻，行色浮胖娇嫩，舌色浅淡	虚证
胖舌	胖大舌：舌体胖大	水湿、痰饮内停
	肿胀舌：舌肿胀满嘴	湿热、热毒上壅

续表

舌形	舌象特征	临床意义
瘦舌	舌体瘦薄而色淡	气血两虚
	舌体瘦薄而色红绛干燥	阴虚火旺
点、刺舌	舌红而生芒刺	气分热盛
	点刺色鲜红	血热内盛；阴虚火旺
	点刺色绛紫	热入营血；气血壅滞
	舌尖生点刺	心火亢盛
	舌边生点刺	肝胆火盛
	舌中生点刺	胃肠热盛
裂纹舌	舌红绛而有裂纹	热盛伤阴
	舌淡白而有裂纹	血虚不润
	舌淡白胖嫩，边有齿痕又兼见裂纹	脾虚湿盛
	若生来舌面上就有裂沟、裂纹，且无不适感，称先天性舌裂	裂纹中一般有苔覆盖，
齿痕舌	舌淡胖大而润，舌边有齿痕	寒湿壅盛；阳虚水湿内停
	舌质淡红，舌边有齿痕	脾虚或气虚
	舌红而肿胀满口，舌有齿痕	湿热痰浊壅滞
	舌淡红而嫩，舌体不大，边有轻微齿痕	先天性齿痕舌

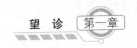

4. 舌态（表 1-37）★★★

表 1-37　望舌态临床意义归纳表

舌态	舌象特征	临床意义	
痿软舌	舌痿软，淡白无华	气血俱虚	气血俱虚 阴亏已极
	舌痿软，红绛少苔或无苔	外感病后期，热极伤阴；内伤杂病，阴虚火旺	
	舌红干而渐痿	肝肾阴亏	
强硬舌	舌强硬，色红绛少津	邪热炽盛	热入心包 热盛伤津 风痰阻络
	舌强硬，胖大兼厚腻苔	风痰阻络	
	舌强，语言謇涩，伴肢麻、眩晕	中风先兆	
歪斜舌	伸舌时舌体偏向一侧	中风；中风先兆	
颤动舌	久病舌淡白，颤动	血虚动风	肝风内动
	新病舌绛，颤动	热极生风	
	舌红少津，颤动	阴虚动风、肝阳化风	
		酒毒内蕴	
吐弄舌	吐舌：舌伸于口外，不即回缩	疫毒攻心；正气已绝	心脾有热
	弄舌：舌微露出口，立即收回，或舌舐口唇四周，掉动不停	热甚动风先兆	
		小儿智力发育不全	
短缩舌	舌短缩，淡白或青紫而湿润	寒凝筋脉；气血俱虚	寒凝 痰阻 血虚 津伤
	舌短缩而胖，苔滑腻	脾虚不运，痰浊内蕴	
	舌短缩，红绛干燥	热盛伤津	
	先天性舌系带过短	无辨证意义	

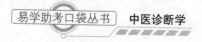

（六）望舌苔

1. 苔质（表1-38）★★★

表1-38　望苔质临床意义归纳表

苔质	舌象特征		临床意义
薄、厚苔	薄苔（见底）		疾病初起，病邪在表
	厚苔（不见底）		邪盛入里，内有痰饮、食积
润、燥苔	润苔		正常舌苔。疾病过程中见润苔，提示津液未伤	津液的盈亏和输布情况
	滑苔		痰饮、水湿
	燥苔		津液已伤
	糙苔		干结粗糙：热盛伤津之重证
			粗糙而不干：秽浊之邪盘踞中焦
腻、腐苔	腻苔	苔质颗粒细腻致密，融合成片，如涂有油腻之状，紧贴舌面，揩之不去，刮之不脱	湿浊内蕴，阳气被遏	痰浊、食积；脓腐苔主内痈
	腐苔	苔质颗粒疏松，粗大而厚，形如豆腐渣堆积舌面，揩之易去	食积胃肠、痰浊内蕴
	脓腐苔		内痈或邪毒内结

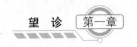

续表

苔质	舌象特征		临床意义	
剥（落）苔	舌红苔剥		阴虚	胃气不足，胃阴损伤或气血两虚
	舌淡苔剥或类剥苔		血虚或气血两虚	
	镜面舌色红绛		胃阴枯竭，阴虚重证	
	舌色光洁如镜，甚毫无血色		营血大虚，阳气虚衰	
	舌苔部分脱落，未脱处仍有腻苔		正气亏虚，痰浊未化	
	花剥苔		胃气阴两虚	
	地图舌		以儿童多见，与阴虚禀赋体质有关	
偏、全苔	偏苔	偏于舌尖	邪气入里未深，而胃气已伤	舌所分候脏腑有邪气停聚
		偏于舌根	外邪虽退，胃滞依然	
		仅见于舌中	痰饮、食浊停滞中焦	
		偏左或偏右	肝胆湿热	
	全苔		主邪气散漫，湿痰中阻	
真、假苔	真苔		舌苔坚敛着实，紧贴舌面，刮之难去	病之初中期，舌见真苔且厚，为胃气壅实，病较深重；久病见真苔，胃气尚存
	假苔		舌苔不着实，似浮涂舌上，刮之即去	新病出现假苔，乃邪浊渐聚病情较轻；久病出现假苔，胃气匮乏，病情危重
	舌面上浮一层厚苔，望似无根，刮后却见已有薄薄新苔者，是疾病向愈的善候			

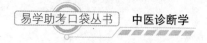

2. 苔色（表1-39）★★★

表1-39 望苔色临床意义归纳表

苔色	舌象特征		临床意义	
白苔	薄白	润	健康人；表证初起；里证病轻；阳虚内寒	正常舌苔、亦主表证、寒证
		干	风热表证或凉燥	
		滑	外感寒湿；脾肾阳虚；水湿内停	
	白厚	腻	湿浊内停；痰饮、食积	
		积粉苔	秽浊湿邪与热毒相结（瘟疫或内痈）	
		燥裂	燥热伤津，阴液亏损	
黄苔	淡黄	薄黄苔	风热表证；风寒化热入里之初	主热证、里证
		黄滑苔	寒湿、痰饮聚久化热；气血亏虚，复感湿热	
	深黄	黄糙苔	邪热伤津，燥结腑实	
		黄瓣苔		
		焦黄苔		
	焦黄	黄腻苔	湿热、痰湿内蕴；食积化腐	
		舌尖苔黄	热在上焦	
		舌中苔黄	热在胃肠	
		舌根苔黄	热在下焦	

续表

苔色	舌象特征	临床意义	
灰黑苔	舌边、舌尖部白腻苔，舌中、舌根部灰黑苔，舌面湿润	阳虚寒湿内盛；痰饮内停	主阴寒内盛，或里热炽盛
	舌边、舌尖部黄腻苔，舌中灰黑苔	湿热内蕴日久	
	苔焦黑干燥舌质干裂起刺	热极津枯	
	苔黑褐色或如霉斑（霉酱苔）	湿浊宿食，积久化热；湿热夹痰	

（七）望舌下络脉（表1-40）

表1-40　舌下络脉异常及临床意义

舌象特征	临床意义
舌下络脉短而细，舌色偏淡	气血不足，脉络不充
舌下络脉粗胀、分叉、或呈青紫、绛、绛紫、紫黑色，或曲张	血瘀

附：舌苔和舌质变化不一致

舌苔和舌质变化不一致，甚至出现相反的变化，多提示病因病机比较复杂，此时应对二者的病因病机及相互关系进行综合分析。

四、望小儿食指络脉

1. 原理　因食指掌侧前缘络脉为寸口脉的分支，与寸口脉同属手太阴肺经，故望小儿指纹与诊寸口脉意义相同。

2. 方法★★★　抱患儿面向光亮，医者用左手的食指和拇指握住患儿食指末端，以右手大拇指的侧缘在小儿食指掌侧前缘，从指尖向指根部轻推几次，用力要适中，使络脉显露，便于观察。

3. 小儿食指正常络脉★★★　小儿正常食指指纹在掌侧前缘，纹色浅红，红黄相间，脉络隐隐显露于风关之内，粗细适中。

4. 小儿食指病理络脉（表 1-41）★★★

表 1-41　望小儿食指病理络脉归纳表

浮沉分表里	指纹浮而显露	外感表证
	指纹沉隐不显	内伤里证
红紫辨寒热	指纹鲜红	外感风寒表证
	指纹紫红	里热证
	指纹青色	疼痛、惊风
	指纹淡白	脾虚、疳积
	指纹紫黑	血络郁闭，病危
淡滞定虚实	指纹浅淡纤细	虚证
	指纹浓滞增粗	实证
三关测轻重	指纹显于风关	邪气入络，邪浅病轻，可见于外感初起
	指纹达于气关	邪气入经，邪深病重
	指纹达于命关	邪入脏腑，病情严重
	指纹直达指端（透关射甲）	提示病情凶险，预后不良

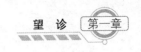

五、望排出物

（一）望痰涕涎唾（表1-42）★★★

表1-42 望痰涕涎唾临床意义归纳表

临床表现		临床意义
痰	痰黄黏稠	热痰，邪热犯肺，煎津为痰
	痰白清稀	寒痰，寒邪阻肺，或脾阳不足
	痰白量多	湿痰，脾失健运，湿聚为痰
	痰少而黏	燥痰，燥邪犯肺，或肺阴虚津亏
	痰中带血 色鲜红	热伤肺络，肺阴亏虚
	痰中带血 脓血痰	肺痈，热毒蕴肺，肉腐成脓
涕	清涕	风寒表证
	浊涕	风热表证
	反复阵发性清涕，鼻痒，流涕	鼻鼽，肺气虚，卫表不固
	久流浊涕，质稠，量多，气腥臭	鼻渊，湿热蕴阻
涎	流清涎	脾胃虚寒
	流黏涎	脾胃湿热
	睡中流涎	胃中有热或宿食内停，痰热内蕴。
	小儿口角流涎	脾虚不能摄津，胃热虫积
唾	多唾	胃中虚冷、肾阳不足；湿滞、宿食

（二）望呕吐物（表1-43）★★★

表1-43　望呕吐物临床意义归纳表

特征	临床意义
呕吐物清稀无酸臭味	脾胃阳虚；寒邪犯胃
呕吐物秽浊有酸臭味	邪热犯胃，胃失和降，邪热蒸腐胃中饮食
呕吐清水痰涎，胃有振水声，口干不饮	脾失健运，水饮内停，胃失和降
呕吐不消化、气味酸腐的食物	伤食，暴饮暴食，损伤脾胃
呕吐黄绿苦水	肝胆郁热或湿热
吐血色暗红或紫暗有块，夹有食物残渣	胃有积热；肝火犯胃；胃腑血瘀

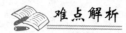 难点解析

一、"一会即觉""以神会神"★★

一会即觉意思是医生接触之处，静心凝神，仔细观察患者无意之间流露出的最真的神气。

以神会神，意思即是以医者之神会病者之神。用医者之神观察病人的神识，以了解病人的精神状态和机体整体功能状态。

二、假神与病情好转的鉴别★★★

假神与病情好转二者虽然都是以病情危重为前提，但是假神出现多为重症治疗无效的前提下，突然出现个别现象的

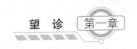

一时性好转，与整体病情危重情况不相一致；而重病真正向愈则在治疗有效的基础上，从个别症状的改善，逐渐发展为全身的、稳步的好转。

三、对"形之所充者气""形胜气者夭"的理解

精气充于形体之中，形体虽胖而精气不足，少气乏力者，抗病力衰故主夭；形体虽瘦而精力充沛，神旺有力者，抗病力强故主寿。

四、白㾦与汗疹的区别

白㾦与汗疹均是高出皮肤的疱疹，但白㾦是晶莹如粟的小颗粒，多见于颈项及胸腹部，由于湿热之邪郁于肌表，不能透泄而发。

汗疹是尖状红色的小颗粒，很快变成小水疱或小脓疱，后干燥成细小鳞屑，有瘙痒及灼热感。主要发生在汗腺密集的胸前、背后、额头等处，系由湿郁腠理、热蕴肌肤、肌腠不得发泄所致。

五、舌上点、刺、星、斑的区别及意义★★

凡舌面有鼓起之小点，无论红、黑、白、黄，皆称点；若舌面之软刺及颗粒增大，且渐成尖峰，高起如刺，摸之棘手，则称刺。点和刺多见于舌之边尖部分，以红点多见，芒刺少见。点刺主病，一是热毒炽盛；二是营血郁热，或热毒乘心；三是湿热蕴于血分。

凡舌面突起的小点进一步增大者，即谓星，如红星舌、白星舌等；若舌面出现大小不等，形状不一的青紫色或紫黑

色斑点，并不突起，则称为斑，或称紫斑、紫点。星斑的形成，多由脏腑血分热甚，气血壅滞所致。一般而言，无论红星、白星、黑星，皆主脏腑血分热极；无论红斑、紫斑、黑斑，统属血中热甚而气血壅盛。红绛星斑较轻，而紫黑星斑较重。

临床诊察点刺星斑，可根据其出现的部位，辨别邪热或瘀热所在脏腑，若位于舌尖，多属心火亢盛，或心血瘀阻；若位于舌边，多属肝胆火盛或肝郁血瘀；若位于舌中部位，多属胃肠热盛，或瘀阻胃络。

六、红绛舌既主实热证，又主虚热证

温热病热入营血，或脏腑内热炽盛则舌质红绛有苔；热病后期津液损伤，或阴虚火旺则舌质红绛，舌苔少或无苔。

七、青紫舌既主热证，又主寒证

青紫舌多主气血瘀滞，多由淡白舌或红绛舌发展而来。若舌色淡紫湿润，则由于阳虚阴盛，气血运化不畅；舌色紫红或绛紫，干枯少津，多见于热毒炽盛，营阴受损。

八、胖大舌、齿痕舌、肿胀舌及其临床意义

胖大舌：舌体比正常舌大而厚，伸舌满口，称胖大舌，多主水湿，痰饮内停，是由脾肾之阳气虚衰，水湿停滞的表现。

齿痕舌：舌体的边缘见牙齿的痕迹，即为齿痕舌，多因舌体胖大而受齿缘压迫所致，故齿痕舌常与胖大舌同见，多属脾虚，主虚证。

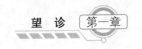

肿胀舌：舌体肿大满嘴，甚则不能闭口，伸出难以缩回的舌象。舌肿胀红绛，多由心脾热盛，热毒上壅；或因素嗜饮酒，又病温热，邪热酒毒上壅；或因中毒血液瘀滞；或因先天性血管瘤，血络郁闭所致。

九、痿软舌与短缩舌的区别

痿软舌：舌体软弱，痿废不灵，无力伸缩，称为痿软舌。痿软舌主气血俱虚、阴液亏损。

短缩舌：舌体紧缩，不能伸长，或伸舌难抵于齿称为短缩舌。多主寒凝、痰阻、血虚、津伤。色淡白或青紫而湿润者，多属寒凝筋脉，舌脉挛缩，或气血俱虚，舌失充养，筋脉痿弱而显短缩；舌缩短而胖，多属脾虚生湿；舌缩短红绛而干，多属热盛伤津。

十、灰黑苔的形成及辨证意义★★

灰黑苔主阴寒内盛，或里热炽盛等。灰黑苔可见于热性病中，亦可见于寒湿病中，但无论寒热均属重证，黑色越深，病情越重。苔质的润燥是辨别灰黑苔寒热属性的重要指征。在寒湿病中出现灰黑苔，其舌苔灰黑必湿润多津；在热性病中出现，其舌苔灰黑必干燥无津液。

十一、舌苔有根无根的辨析

舌苔坚敛着实，紧贴舌面，刮之难去，不易脱落，为有根苔，是有胃气的征象。舌苔疏松浮于舌面，易刮脱，不像舌上自生出来的，为无根苔，提示胃气衰败，气血乏源，预后不良。

十二、术语释义

脏躁：指以精神抑郁，心中烦乱，无故悲伤欲哭，哭笑无常，呵欠频频作为主要表现的情志疾病，多由精血内亏，心神失养，或情志过极，化火伤阴，或阴虚阳亢，扰乱神明而致。

痫病：病名。是一种短暂性反复发作性神志异常疾病，俗称羊痫风。临床以突然意识丧失，发则仆倒，不省人事，强直抽搐，口吐涎沫，两目上视或口中怪叫，移时苏醒，一如常人为特征。多因骤受惊恐，先天禀赋不足，脑部外伤及感受外邪，饮食所伤等，致使脏腑功能失调，风痰闭阻，痰火扰神所致。

癫病：病名。是以神志错乱，精神抑郁，表情淡漠，沉默痴呆，语无伦次，静而少动等为特征。多由禀赋不足、七情内伤等因素导致脏腑功能失调，气滞痰结血瘀，蒙蔽心神，神明失用而成。

狂病：病名。指精神躁狂失常的病证。症见发作刚暴，骂詈不避亲疏，甚者持刀持杖，登高而歌，弃衣而走，逾垣上屋，力大倍常；或多食，或卧不知饥，妄见妄闻，妄自尊大，日夜无休等。多因五志过极，或先天遗传所致，以痰火瘀血，闭塞心窍，神机错乱为基本病机。

痹病：病名。指正气不足，风、寒、湿、热等外邪侵袭人体，痹阻经络，气血运行不畅所导致的，以肌肉、筋骨、关节疼痛、麻木、重着、灼热、关节肿大、僵直、畸形为主要表现的疾病。痹病的含义有广义、狭义之分。痹者闭也，广义的痹病，泛指机体正气不足，卫外不固，邪气乘虚而入，

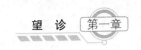

脏腑经络气血为之痹阻而引起的疾病统称为痹病，包括《内经》所含肺痹、心痹等脏腑痹及肉痹、筋痹等肢体经络痹。狭义的痹病，即指其中的肢体经络痹，本章主要讨论肢体经络痹病。

佝偻病：病名。是一种以骨骼生长发育障碍和肌肉松弛，易惊、多汗为主要特征的全身性疾病。临床表现多汗、夜啼、烦躁、枕秃、肌肉松弛、囟门迟闭，甚至鸡胸肋翻，下肢弯曲等。其发病原因是先天禀赋不足，乳食失调，复感疾病，调护失宜，日光不足，以致脾肾虚损，骨质柔弱或畸形。

疳积：病证名。指由于喂养不当，或由多种疾病的影响，使脾胃受损而导致全身虚弱、消瘦面黄、发枯等慢性病证。临床表现为腹胀、腹痛、呕吐、泄泻，所出之物有酸腐气味，久则形体消瘦、精神萎靡、肚大筋青等。

痄腮：病名。小儿常见的急性传染病。又名炸腮、含腮疮、蛤蟆瘟。临床以发病急，耳下腮部肿胀疼痛为其特征，或伴有恶寒发热，轻度全身不适及咀嚼不便等症。是由风温疫毒所引起的一种急性传染病。即西医所谓流行性腮腺炎。

发颐：病名。又名腮颔发、颐发、汗毒。由患伤寒或温病发汗未尽或疹形未透，以致余毒壅积而成。初起身发寒热，颐颔之间一侧肿如结核，微热微痛，渐肿延及患侧耳之前后，疼痛日增。若溃后脓出臭秽，毒气内陷，肿延咽喉，痰涌气堵，汤水难咽者危。本病相当于西医的急性化脓性腮腺炎。

狂犬病：狂犬病又名恐水症，是被疯狗等咬伤，疯毒入血攻心，致人发狂，引动肝风所致。其临床表现为极度兴奋、恐惧异常，恐水，怕风，咽肌痉挛，进行性瘫痪等，预后凶险。

脐风：病名。又名风噤、风搐、噤风、马牙风、初生口噤、四六风、七日风，即新生儿破伤风。是以新生儿唇青口撮，牙关紧闭，苦笑面容，全身强直性痉挛抽搐为主要表现的疾病。由断脐不洁，感染外邪所致。

五风内障：五风内障为青风内障、绿风内障、黄风内障、乌风内障、黑风内障之合称。因情志抑郁，气机郁结，肝胆火炽，神水积滞等所致。以头目胀痛，抱轮红赤，视物昏蒙为主要表现的内障类疾病。本病相当于西医学所称的青光眼。

牙疳：病名。指牙龈红肿，溃烂疼痛，流腐臭脓血等症。《儒门事亲》卷五："牙疳者，齲也。齲者，牙龈腐烂也。"据病因及其特点：风热牙疳、青腿牙疳、走马牙疳三种。

鼓胀：病证名。指肝病日久，肝脾肾功能失调，气滞、血瘀、水停于腹中所导致的以腹胀大如鼓，皮色苍黄，脉络暴露为主要临床表现的一种病证。本病在古医籍中又称单腹胀、膨脝、蜘蛛蛊等。

阴挺：病名。妇女子宫下脱，甚则脱出阴户之外，或者阴道壁膨出，称为阴挺，又称阴脱、阴菌、阴痔、产肠不收、葫芦颓等。多由分娩损伤所致，常见于经产妇。现代医学分别称为"子宫脱垂""阴道壁膨出"。

丹毒：病名。又名丹熛、天火、火丹。因患部皮肤红如涂丹，热如火灼，故名。发无定处者名赤游丹，发于头部名抱头火丹，发于小腿者名流火。发于上者多为风热化火，发于下者多为湿热化火，亦有外伤感染所致。初起患部鲜红一片，边缘清楚，灼热，痒痛间作，迅速蔓延扩大，发热恶寒，头痛口渴，甚者可见壮热烦躁、神昏谵语、恶心呕吐等毒邪内攻之证。本病相当于西医的急性网状淋巴管炎。

白驳风：病名。是因皮肤上出现白色斑片的一种疾病，又称白癜风。本病发无定处，初起皮肤出现边缘清楚，大小不等的白色斑片，可以单发，亦可泛发。周围皮色较深，斑内毛发亦变白，表面光滑。无自觉症状，经过缓慢，偶有自行消退者。中医方面来说是由于风邪袭表，腠理不密，气血失和而发。西医角度来讲是一种获得性皮肤色素脱失性疾病。

滞颐：病证名。指小儿口角流涎，浸渍两颐。多因脾胃虚寒，不能收摄，或脾胃湿热，上蒸于口而成。

鼻鼽：鼻鼽是指以突然和反复的鼻痒、鼻塞、喷嚏、流清涕，鼻腔黏膜苍白肿胀为主要表现的疾病，多由肺卫不固，风寒侵袭鼻窍所致。相当于西医的过敏性鼻炎。

噎膈：病名。指食食物吞咽受阻，或食入即吐的一种疾病。噎膈多见于高年男子。噎与膈有轻重之分，噎是吞咽不顺，食物哽噎而下。膈是胸膈阻塞，食物下咽即吐。故噎是膈的前驱症状，膈常由噎发展而成。西医中的食道炎、食道狭窄、食道溃疡、食道癌及贲门痉挛等均属本病范畴。

膏淋：病名。指以小便浑浊如米泔水或滑腻如膏脂为主要表现的淋证。多因肾虚不固或湿热蕴蒸下焦所致。可见于西医的乳糜尿、前列腺炎、泌尿系感染等疾患。

第二章 ▶ 闻 诊

教学目标

1. 了解听声音的含义、听声音诊病的原理、意义。
2. 掌握正常声音的特点，影响正常声音的因素。
3. 掌握病变声音的特点及临床意义。
4. 了解常见病体及病室异常气味的特点及临床意义。

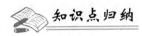

知识点归纳

一、听声音

听声音包括听辨患者的语声、语言、气息的高低、强弱、清浊、缓急变化，以及咳嗽、呕吐、肠鸣等声响。

（一）正常声音

正常声音是指人在正常生理状态下发出的声音，又称"常声"。正常声音具有发声自然，声调和畅，应答自如，言与意符等特点。

（二）病变声音

1. 发声（表2-1）★★★

表2-1　发声异常临床意义归纳表

临床特征		临床意义
语声重浊		外感风寒；湿浊阻滞
音哑、失音	新病（金实不鸣）	实证：外感风寒或风热袭肺，或痰湿壅肺
	久病（金破不鸣）	虚证：阴虚火旺或肺气不足
	久病、重病突发	脏气将绝
	子喑（妊娠失音）	胞阻络脉，肾精不能上荣
惊呼	小儿	受惊
	成人	惊恐、剧痛或精神失常

注意：失音是"语而无声"，神志清楚而不能发出声音；

失语是"有声而无语",神志清楚,但表达障碍或语不成句,多见于中风或脑外伤之后遗症。

2. 语言(表2–2)★★★

表2–2 语言异常临床意义归纳表

	临床特征	临床意义
谵语	神识不清,语无伦次,声高有力	热扰神明之实证,"实则谵语"
郑声	神识不清,语言重复,时断时续,语声低弱模糊	脏气衰竭,心神散乱之虚证,"虚则郑声"
独语	自言自语,喃喃不休,见人语止,首尾不续	癫病、郁病。心气不足或气郁痰阻
错语	神识清楚而语言时有错乱,语后自知言错	虚证:心气不足,神失所养;实证:痰浊、瘀血、气郁等阻碍心神
狂言	精神错乱,语无伦次,狂躁妄言	阳证、实证。多见于狂病、伤寒蓄血证
语謇	神志清楚,思维正常,但语言不流利,或吐字不清	习惯性:口吃,不属病态;病态:中风先兆或中风后遗症,多因风痰阻络

3. 呼吸(表2–3)★★★

表2–3 呼吸音异常临床意义归纳表

临床表现		临床意义
喘	呼吸困难,短促急迫,甚则张口抬肩,鼻翼扇动,难以平卧	发病急,声高息粗,呼出为快 → 实喘。风寒袭肺证、痰热壅肺、痰饮停肺、水气凌心射肺
		发病缓,声低气怯,深吸为快 → 虚喘。肺气不足,肺肾亏虚,气失摄纳

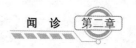

续表

临床表现		临床意义
哮	喘而伴哮鸣音，常反复发作，缠绵难愈	痰饮内伏，复感外邪
短气	气急短促，气短不足以息，数而不相接续	兼形瘦神疲、声低息微	虚证。体质虚弱或元气亏损
		兼呼吸声粗，或胸部窒闷，或胸腹胀满	实证。痰饮、胃肠积滞、气滞或瘀阻
少气	气微。呼吸微弱，声低，气少不足以息，言语无力	诸劳虚损
鼻鼾	熟睡时发出，无其他症状	慢性鼻病、睡姿不当
	兼昏睡不醒或神识昏迷	高热神昏、中风入脏

4. 咳嗽（表 2–4）★★★

表 2–4 咳嗽声音临床意义归纳表

临床表现	临床意义
咳声重浊沉闷	实证。寒痰湿浊停肺
咳声轻清低微	虚证。肺气虚损
咳声重浊，痰白清稀，鼻塞	风寒袭肺
咳声响亮，痰稠色黄	热证
咳嗽痰多，易于咳出	痰浊阻肺
干咳无痰，或痰少而粘，不易咳出	燥邪犯肺或阴虚肺燥
阵发咳嗽，连续不断，咳止时有鸡鸣样回声	顿咳（百日咳）。风痰搏结，常见于小儿
咳声如犬吠，伴声音嘶哑，吸气困难，侯中白膜	白喉。时行疫毒攻喉

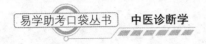

5. 呕吐（表2-5）★★★

表2-5　呕吐声音临床意义归纳表

临床表现	临床意义
吐势徐缓，声音微弱，呕吐物清稀	虚寒证
吐势徐缓，声音壮厉，呕吐黏稠黄水，或酸或苦	实热证
呕吐呈喷射状	热扰神明，或头颅外伤，或脑髓有病
呕吐酸腐味食物	伤食
共同进餐，多人吐泻	食物中毒
朝食暮吐、暮食朝吐者	胃反。脾胃阳虚
口干欲饮，饮后则吐	水逆。饮邪停胃

6. 呃逆（表2-6）★★★

表2-6　呃逆临床意义归纳表

临床表现	临床意义
呃声频作，高亢而短，其声有力	实证
呃声低沉，声弱无力	虚证
新病呃逆，其声有力	寒邪或热邪客胃
久病、重病呃逆不止，声低无力	胃气衰败
呃逆突发，呃声不高不低，持续时间短，无他病	饮食刺激或偶感风寒

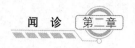

7. 嗳气（表2-7）★★★

表2-7 嗳气临床意义归纳表

临床表现	临床意义	
嗳气酸腐，兼脘腹胀满	宿食内停	实证
嗳气响亮，嗳后胀减，因情志变化而增减	肝气犯胃	
嗳气频作，兼脘腹冷痛，得温则减	寒邪犯胃或胃阳亏虚	
嗳声低沉无酸腐气味，兼食少纳呆	虚证。脾胃阳虚	

8. 太息★★★

表2-8 太息临床意义归纳表

临床表现	临床意义
情志抑郁，胸闷不畅时发出的长吁或短叹声	情志不遂，肝气郁结

9. 喷嚏

表2-9 喷嚏临床意义归纳表

临床表现	临床意义
新病喷嚏，兼恶寒发热、鼻塞流清涕	外寒风寒，鼻窍不利，属表寒证
季节变化，反复喷嚏，鼻痒，流清涕	气虚、阳虚之体，易受风邪袭扰

10. 肠鸣（表2-10）

表2-10　肠鸣临床意义归纳表

	临床表现	临床意义
肠鸣增多	脘腹部鸣响如囊裹浆，辘辘有声	振水声。水饮停聚于胃
	脘腹鸣响，得温得食则减，饥寒则重	中气不足，胃肠虚寒
	肠鸣高亢而频急，脘腹痞满，泻泄	感受风寒湿邪，胃肠气机紊乱
	肠鸣伴腹痛腹泻或呕吐	饮食不洁
	肠鸣阵作，伴腹痛欲泻，泻后痛减，胸胁满闷不舒	肝脾不调
肠鸣稀少	肠鸣稀少	胃肠传导功能障碍
	肠鸣音消失	肠道气滞不通之重证，见于肠痹或肠结

二、嗅气味

（一）病体之气

1. 口气（表2-11）★★★

表2-11　口气异常临床意义归纳表

临床表现	临床意义
口臭	口腔不洁、龋齿、便秘或消化不良
口气酸臭兼见食少纳呆	食积胃肠
口气臭秽	胃热
口气腐臭，或兼咳吐脓血	内有溃疡腐烂
口气臭秽，牙龈腐烂	牙疳

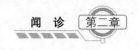

2. 汗气（表2-12）★★★

表2-12　汗气异常临床意义归纳表

临床表现	临床意义
汗出腥膻	风温、湿温、热病
汗出腥臭	瘟疫或暑热火毒炽盛
腋下汗臭	狐臭，湿热内蕴

3. 痰、涕之气（表2-13）★★★

表2-13　痰、涕之气异常临床意义归纳表

临床表现	临床意义
咳吐痰涎清稀量多，无异味	寒证
咳痰黄稠味腥	肺热壅盛
咳吐浊痰脓血，腥臭异常	肺痈，热毒炽盛
鼻流浊涕，腥秽如鱼脑	鼻渊
鼻流清涕无气味	外感风寒

4. 呕吐物之气（表2-14）★★★

表2-14　呕吐物之气异常临床意义归纳表

临床表现	临床意义
清稀无臭味	胃寒
酸腐臭秽	胃热
呕吐未消化食物，气味酸腐	食积
呕吐脓血而腥臭	内有痈疡

5. 排泄物之气（表 2-15）★★★

表 2-15　排泄物之气异常临床意义归纳表

临床表现		临床意义
大便	大便臭秽难闻	肠中积热
	大便溏泄而腥	脾胃虚寒
	大便泄泻，臭如败卵，或夹未消化食物	伤食
小便	小便黄赤混浊、腥臭	膀胱湿热
	尿液散发烂苹果味	消渴病后期
月经	臭秽	热证
	味腥	寒证
带下	臭秽而黄稠	湿热
	腥臭而清稀	寒湿
崩漏或带下奇臭，兼见颜色异常		做进一步检查以辨别是否为癌症所致

（二）病室气味（表 2-16）

气味从病体发展到充斥病室，说明病情危笃。

表 2-16　闻病室气味临床意义归纳表

临床表现	临床意义
臭气触人	瘟疫类疾病
血腥味	失血证
腐臭气	溃腐疮疡
尸臭	脏腑衰败，病情重笃
尿臊味	水肿晚期
烂苹果味道	重症消渴病
蒜臭味	有机磷农药中毒

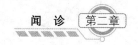

难点解析

一、音哑、失音的虚实辨析★★

语声嘶哑者为音哑，语而无声者为失音，两者病因病机基本相同，前者病轻，后者病重。

新病音哑或失音者，多属实证，多因外感风寒或风热袭肺，或痰湿壅肺，肺气不宣，清肃失司所致，即所谓"金实不鸣"；久病音哑或失音者，多属虚证，多因各种原因导致阴虚火旺，或肺气不足，津亏肺损，声音难出，即所谓"金破不鸣"。

二、喉中痰鸣与哮、喘的关系

喉中痰鸣是指痰阻气道，肺气不利而呼吸鸣响有声，是痰涎壅盛的指征。喉中痰鸣不仅可见于哮病，亦可见于痰喘、中风、痫病以及其他疾病垂危之时；哮病发作则呼吸困难，呼气长而费力，喉中哮鸣如哨，或如水鸡之声；喘见于多种急慢性疾病之中，以气息急迫，呼吸困难为主。

哮病以喉间哮鸣声为特征，临床上哮与喘常同时出现，即哮必兼喘，而喘不必兼哮。

三、少气、短气、喘的表现与临床意义★★

少气是指呼吸微弱而声低，气少不足以息，言语无力。少气又称气微，主诸虚劳损，多因久病体虚或肺肾气虚所致。

短气是指呼吸气急短促，气短不足以息，数而不相接续，似喘而不抬肩，喉中无痰鸣音。短气有虚实之别。

喘是指呼吸困难，短促急迫，甚至张口抬肩，鼻翼扇动，难以平卧。其发病多与肺、肾等脏腑有关，临床有虚喘与实喘之别。

四、术语释义

顿咳：病名。即百日咳。是一种流传冬春季节的传染病，多因风邪与痰热搏结所致，以阵发性呛咳，咳止时常伴有鸡鸣样回声为主要表现，多见于小儿。

胸痹：病名。因胸阳不振，阴寒、痰浊留踞胸廓，或心气不足，鼓动乏力，使气血痹阻，心失血养所致。以胸闷及发作性心胸疼痛为主要表现的内脏痹病类疾病。

瘿气：又名大脖子。发病与水土因素有关，或忧思郁怒，肝郁不舒，脾失健运而致气滞痰凝于颈部而成。以颈前肿大，善饥消瘦，急躁心悸，畏热多汗，手颤，眼突等为主要表现的瘿病类疾病。多指甲状腺肿大一类疾患。

鼻渊：以鼻流腥臭浊涕，量多鼻塞，嗅觉减退为主要表现的鼻病，多因外邪侵袭或脏腑蕴热，蒸灼鼻窍；或因脏腑虚损，邪留鼻窍所致。又称"脑漏""脑渗"等。有急慢性之分，相当于急、慢性鼻窦炎。

第三章 ▶ 问 诊

教学目标

（一）问诊的意义及方法

了解问诊的意义、方法及注意事项。

（二）问诊的内容

1.熟悉问一般情况的内容；了解问一般情况的意义。

2.掌握主诉的含义及书写要求；了解主诉的诊断价值。

3.掌握现病史的含义和内容；熟悉现病史的询问方法；了解问现病史的意义。

4.熟悉既往史的内容；了解问既往史的意义。

5.熟悉个人生活史的内容；了解问个人生活史的意义。

6.了解家族史的内容和意义。

（三）问现在症

1.熟悉问现在症的含义；"十问歌"的内容；问现在症的方法。

2.掌握问寒热的含义，恶寒、恶风、畏寒的区别，恶寒发热、但寒不热、但热不寒、寒热往来的概念、特征和临床意义；了解"寒热"产生的机理。

3. 掌握问汗的内容，无汗、有汗、特殊汗出、局部汗出的概念、分类、表现及临床意义；自汗、盗汗、绝汗、战汗的概念、表现及临床意义。

4. 掌握导致疼痛的病因和病机；不同性质、部位疼痛的特点和临床意义。了解问疼痛的要点。

5. 掌握头身胸腹不适常见症状的概念。熟悉其临床意义。

6. 掌握耳目异常病变常见症状的概念。熟悉其临床意义。

7. 掌握失眠、嗜睡的概念、表现和临床意义。了解失眠、嗜睡的病机；嗜睡与昏睡的区别。

8. 掌握临床常见饮食异口味异常症状的概念、表现和临床意义。

9. 掌握常见二便异常症状的概念、表现和临床意义。

10. 熟悉问经带的主要内容；异常月经、病理带下的表现和临床意义。

11. 了解问小儿的主要内容，易使小儿致病的原因。

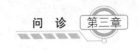

知识点归纳

一、问诊的内容 ★★★

内容：①一般情况；②主诉；③现病史；④既往病史；⑤个人生活史；⑥家族史。

一般情况：包括患者的姓名、性别、年龄、婚否、民族、职业、籍贯、工作单位、现住址、联系方式。

主诉：是促使患者就诊的主要原因，包括患者最感痛苦的症状、体征及其持续时间。如"反复咳喘 2 年，加重伴心悸、下肢浮肿 1 周"。另主诉一般不能用诊断性术语，如"肝阳上亢"。

现病史：指患者从起病到本次就诊时疾病的发生、发展及其诊治的经过，包括四个方面：起病情况、病变过程、诊治经过及现在症。

既往病史：指患者平素的身体状况和既往的患病情况，又称过去病史。

个人生活史：包括患者的生平经历、平素的饮食起居、精神情志及婚育状况等。

家族史：询问家族史，有助于某些遗传性疾病和传染性疾病的诊断。

二、问现在症

十问歌：一问寒热二问汗，三问头身四问便，五问饮食六胸腹，七聋八渴俱当辨，九问旧病十问因，再兼服药参机变，妇女尤必问经期，迟速闭崩皆可见，再添片语告儿科，天花麻疹全占验。

（一）问寒热★★★

1. 恶寒发热（表 3-1，表 3-2）

表 3-1　寒与热临床表现归纳表

寒	恶风——遇风觉冷，避之可缓
	恶寒——自觉怕冷，添衣加被或近火取暖仍不能缓解
	畏寒——自觉怕冷，添衣加被或近火取暖可缓解
热	发热，包括体温升高，或体温正常而自觉全身或局部发热

表 3-2　恶寒发热临床意义归纳表

临床表现	临床意义	
恶寒重发热轻	风寒表证	
发热重恶寒轻	风热表证	表证
发热轻而恶风	伤风表证	

2. 但寒不热（表 3-3）

表 3-3　但寒不热临床意义归纳表

临床表现	临床意义	
新病恶寒	表寒证；里实寒证	
久病畏寒	里虚寒证	寒证

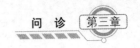

3. 但热不寒（表3-4）

表3-4 但热不寒临床意义归纳表

	临床表现	临床意义
壮热	高热持续不退，不恶寒只恶热	里实热证
潮热	阳明潮热（下午3～5时，日晡潮热，发热明显，热势较高）	伤寒之阳明腑实证
	阴虚潮热（午后及夜间低热，兼五心烦热，甚骨蒸潮热）	阴虚火旺
	湿温潮热（午后热甚，身热不扬）	湿温病
微热	日久，兼神疲、少气、自汗	气虚发热
	日久，兼颧红盗汗、五心烦热	阴虚发热
	因情志不舒而发，兼胸闷不舒、急躁易怒	气郁发热
	见于小儿，夏季则发，至秋则愈	小儿夏季热，气阴两虚

4. 寒热往来（表3-5）

表3-5 寒热往来临床意义归纳表

临床表现	临床意义	
寒热往来，发无定时	少阳证	半表半里证
寒热往来，发有定时	疟疾	
寒热往来，似疟非疟	气郁化火或热入血室	

（二）问汗

1. 有汗无汗（表3-6）★★★

表3-6 有汗无汗临床意义归纳表

临床表现		临床意义	
有汗	兼见发热恶寒、咽痛鼻塞	风热表证	表证
	兼见恶风、脉浮缓	风邪犯表	
	兼见发热面赤、口渴饮冷	里热证	里证
	阳气亏虚、阴虚内热	里虚证	
无汗	兼恶寒重、发热轻	风寒表证	表证
	兼口渴舌绛	阴津亏虚	里证
	兼面唇色淡	血虚	
	兼畏寒乏力	阳气亏虚	

2. 特殊汗出（表3-7）★★★

表3-7 特殊汗出临床意义归纳表

临床表现		临床意义	
自汗	醒时汗出，动则益甚	气虚证；阳虚证	
盗汗	寐时汗出，醒则汗止	阴虚证	
绝汗	病情危笃，大汗不止	冷汗淋漓，面色苍白，肢冷脉微	亡阳	
		汗热而黏，烦躁口渴，脉细数或疾	亡阴	
战汗	恶寒战栗，而后汗出	汗出热退	邪去正复	邪正剧争，疾病发展的转折点
		汗出热不退	邪盛正衰	
黄汗	汗出沾衣，色黄如柏汁	风湿热邪交蒸	

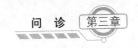

3.局部汗出（表 3-8）

表 3-8　局部汗出临床意义归纳表

临床表现		临床意义
头汗	兼见心烦口渴	上焦热甚
	兼见倦怠脘痞	中焦湿热
	兼见四肢厥冷	虚阳上越
手足汗出	兼见五心烦热	阴虚内热
	兼见腹胀便秘	阳明燥结
	兼见口干欲饮	脾胃湿热
心胸汗出		心脾两虚；心肾不交
半身汗出		痿病；中风；截瘫

（三）问疼痛（分虚实）

1.疼痛性质（表 3-9）★★★

表 3-9　疼痛性质临床意义归纳表

临床表现		临床意义
胀痛	胸胁脘腹部	气滞
	头目胀痛	肝火上炎或肝阳上亢
刺痛		瘀血阻滞
窜痛		肝郁气滞
游走痛	四肢关节	风邪偏胜，见于痹病
固定痛	胸胁脘腹	瘀血
	四肢关节	寒湿、湿热阻滞或热壅血瘀
冷痛		实证：寒邪阻滞；虚证：阳气亏虚
灼痛		实证：火邪窜络；虚证：阴虚火旺
绞痛		有形实邪闭阻气机、寒邪凝滞气机

续表

临床表现	临床意义
隐痛	阳气不足、精血亏虚
重痛	湿邪困阻气机
酸痛	湿邪侵袭、肾虚失养
掣痛	筋脉失养、筋脉阻滞不痛
空痛	气血亏虚、精髓不足

2. 疼痛部位

（1）头痛（表 3-10）★★★

表 3-10　头痛临床意义归纳表

临床表现		临床意义
头痛	前额连眉棱骨痛	病在阳明经
	后头连项痛	病在太阳经
	头两侧痛	病在少阳经
	巅顶痛	病在厥阴经

（2）胸痛（表 3-11）

表 3-11　胸痛临床意义归纳表

临床表现	临床意义
左胸心前区憋闷作痛	痰、瘀等邪阻滞心脉，见于胸痹
胸背彻痛，面色青灰	心脉急骤闭塞不通，见于厥心痛（真心痛）
胸痛咳血，潮热盗汗	肺阴亏虚，虚火灼伤肺络，见于肺痨
胸痛，喘促鼻扇	热邪壅肺，见于肺热病

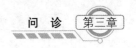

续表

临床表现	临床意义
胸痛壮热，咳吐脓血腥臭痰	痰热壅肺，腐肉成脓，见于肺痈
胸胀痛、窜痛	胸中气滞
胸部刺痛、固定不移	跌打损伤，瘀血阻络
胸肋软骨痛	气结痰凝血瘀，见于胁肋痛等病

（3）胁痛（表3-12）

表3-12 胁痛临床意义归纳表

临床表现	临床意义
胁部一侧或两侧疼痛	肝胆病变

（4）脘痛（表3-13）

表3-13 脘痛临床意义归纳表

临床表现	临床意义
食后痛剧	实证
食后痛缓	虚证
冷痛剧烈，得热痛减	寒邪犯胃
灼热疼痛，消谷善饥	胃火炽盛
胀痛、嗳气、郁怒痛甚	胃脘气滞
刺痛、痛有定处	胃脘血瘀
剧痛暴作、腹部板硬、压痛及反跳痛	胃穿孔
痛无规律、无休止，明显消瘦	胃癌

（5）腹痛（表 3-14）

表 3-14　腹痛临床意义归纳表

临床表现	临床意义
大腹疼痛	病在脾胃
小腹疼痛	病在肾、膀胱、大小肠、胞宫
少腹疼痛	病在足厥阴肝经
持续性疼痛，阵发性加剧，伴呕吐、腹胀、便秘	肠痹或肠结
全腹痛，有压痛及反跳痛	腹部脏器穿孔或热毒弥漫
脐外侧及下腹部剧烈绞痛，伴尿血	结石
妇人小腹及少腹痛	痛经、异位妊娠

（6）背痛（表 3-15）

表 3-15　背痛临床意义归纳表

临床表现	临床意义
脊痛不可俯仰	寒湿阻滞或督脉损伤
背痛连项	风寒客于太阳经
肩背痛	寒湿阻滞、经气不利

（7）腰痛（表 3-16）

表 3-16　腰痛临床意义归纳表

临床表现	临床意义
腰痛绵绵，酸软无力	肾虚
腰部冷痛沉重，阴雨天加重	寒湿痹病
腰部刺痛，连及下肢	瘀血阻络或腰椎病变
腰部剧痛，向少腹放射，尿血	结石阻滞
腰痛连腹，绕如带状	带脉损伤

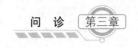

（8）四肢痛（表3-17）

表3-17　四肢痛临床意义归纳表

临床表现	临床意义
疼痛游走不定	感受风邪为主
疼痛剧烈，遇寒加剧，得热痛减	感受寒邪为主
重着而痛，固定不移，肌肤麻木不仁	感受湿邪为主
关节红肿热痛	感受热邪或风湿郁而发热
关节疼痛，肿大变形	痹病日久，痰瘀阻络
独见足跟痛或胫膝酸痛	肾虚

（9）周身痛（表3-18）

表3-18　周身痛临床意义归纳表

临床表现	临床意义
新病周身痛	实证。外感风寒、风湿或湿热疫毒
久病卧床周身痛	虚证。气血亏虚，形体失养

（四）问头身胸腹★★★

1. 头晕（表3-19）

表3-19　头晕临床意义归纳表

临床表现	临床意义
头晕胀痛，口苦易怒，脉弦数	肝火上炎、肝阳上亢，脑神被扰
头晕面白，神疲乏力，舌淡脉弱	气血亏虚，脑失充养
头晕而重，如物缠裹，痰多苔腻	痰湿内阻，清阳不升
头晕耳鸣，腰膝酸软，遗精健忘	肾虚精亏，髓海失养
外伤后头晕刺痛	瘀血阻滞，脑络不通

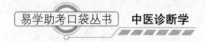

2. 胸胁脘腹周身不适（表 3–20 ~ 表 3–27）

表 3–20　胸闷临床意义归纳表

临床表现	临床意义
兼心悸气短	心气虚或心阳不足
兼咳嗽痰多	痰饮停肺
兼壮热，鼻翼扇动	热邪或痰热壅肺
兼气喘，畏寒肢冷	寒邪客肺
兼气喘，少气	肺气虚或肺肾气虚

表 3–21　心悸临床意义归纳表

临床表现	临床意义
兼气短、乏力、自汗	心气、心阳亏虚
兼面白唇淡，头晕气短	气血两虚
兼颧红、盗汗	心阴不足
时作时止，胸闷，痰多	胆郁痰扰
兼下肢或颜面浮肿，喘促	阳虚水泛
兼短气喘息，胸痛不移	心脉痹阻

表 3–22　胁胀临床意义归纳表

临床表现	临床意义
胁肋胀痛，太息易怒	肝气郁结
胁肋胀痛，身目发黄，口苦	肝胆湿热
兼肋间饱满，咳唾引痛	饮停胸胁

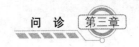

表 3-23　脘痞临床意义归纳表

临床表现	临床意义
兼饥不欲食	胃阴亏虚
兼食少便溏	脾胃气虚
兼嗳腐吞酸	食积胃脘
兼纳呆呕恶	湿邪困脾
兼有振水声	饮邪停胃

表 3-24　腹胀临床意义归纳表

临床表现	临床意义
食后腹胀	脾虚不运
兼冷痛，呕吐清水	寒湿犯胃或脾胃阳虚
兼身热面赤，腹痛拒按	阳明腑实证
兼食欲不振，嗳腐吞酸	食积
兼嗳气太息，遇情志不舒加重	肝气郁滞
兼呃逆呕吐，按之有水声	痰饮
小儿腹大，面黄肌瘦，发结如穗	疳积

表 3-25　身重临床意义归纳表

临床表现	临床意义
兼脘闷苔腻	湿困脾阳
兼浮肿	水湿泛溢
兼嗜卧疲乏	脾气虚
热病后期身重乏力	邪热耗伤气阴

表3-26 身痒、拘挛、乏力临床意义归纳表

临床表现		临床意义	
身痒		风邪袭表、血虚风燥、湿热浸淫	
拘挛		寒邪凝滞、气血亏虚	
乏力	兼神疲气短，倦怠懒言	气虚	气血亏虚 湿困阳气
	兼心悸气短，面色无华	气血亏虚	
	兼身重困倦，苔腻脉濡	湿困	
	兼面黄食少，腹胀便溏，	脾虚湿盛	

表3-27 麻木临床意义归纳表

临床表现		临床意义
发于颜面，伴口眼㖞斜		中风之中络
发于四肢	活动正常	痹病。寒湿阻滞
	痿废不用	痿病。脾胃虚弱
半身麻木	活动自如	中风先兆
	伴头晕目眩，气短乏力	气血两虚

（五）问耳目★★★

1.耳（表3-28）

表3-28 耳的异常临床意义归纳表

临床表现		临床意义
耳鸣	突发，声大如雷，按之尤甚	实证。肝胆火扰、肝阳上亢，或痰火壅结、气血瘀阻、风邪上袭，或药毒损伤
	渐起，声细如蝉，按之可减	虚证。肾精亏虚，或脾气亏虚，或肝阴、肝血不足

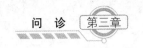

续表

临床表现		临床意义
重听、耳聋	日久渐成	虚证。肾精亏虚
	骤然发病	实证。肝胆火扰，痰浊上蒙，风邪上袭

2. 目（表3-29）

表3-29　目的异常临床意义归纳表

临床表现		临床意义
目痛	剧痛难忍，面红目赤	肝火上炎
	目赤肿痛，羞明多眵	风热上袭
	目微痛微赤，时痛时止	阴虚火旺
	目剧痛，恶心呕吐，瞳孔散大，如云雾状，色青或绿或黄者	青（或绿，或黄）风内障
目痒	痒甚如虫行，伴畏光流泪、灼热	实证。肝火上扰或风热上袭
	微痒而势缓	虚证。血虚或邪退正复之时
目眩	兼见头晕头胀、面赤耳鸣、腰膝酸软	肝肾阴虚
	兼见头晕胸闷、体倦肢麻、恶心苔腻	痰湿内蕴
目昏、雀盲、歧视		肝肾亏虚，精血不足，目失充养

（六）问睡眠（表3-30）★★★

表3-30　睡眠异常临床意义归纳表

临床表现		临床意义	
失眠	经常不易入睡，或睡而易醒，难以复睡，或时时惊醒，睡不安宁，甚至彻夜不眠，或伴多梦	营血亏虚 阴虚火旺 心胆气虚	虚证
		火邪、痰热扰心 食积胃脘	实证
嗜睡	伴头目昏沉，胸闷脘痞，肢体困重	痰湿困脾，清阳不升	
	饭后嗜睡，纳呆腹胀，少气懒言	脾气虚弱，心失所养	
	神识朦胧，困倦易睡，肢冷脉微	心肾阳虚，阴寒内盛	
	大病之后	正气未复	
	伴轻度意识障碍，醒后不能正确回答问题	邪闭心神（昏睡、昏迷前期表现）	

（七）问饮食口味★★★

1. 口渴与饮水（表3-31）

表3-31　口渴与饮水异常临床意义归纳表

临床表现	临床意义
口不渴	津液未伤，见于寒证、湿证

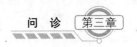

续表

	临床表现	临床意义
口渴 多饮	口渴咽干，鼻干唇燥	燥邪伤津
	口大渴喜冷饮，兼壮热面赤，汗出心烦	里实热证
	口渴多饮，甚或饮一溲一，小便量多，多食易饥，身体消瘦	消渴病。阴虚燥热
	大渴引饮	津液大量耗伤
渴不 多饮	口干微渴，恶寒发热，咽痛	风热表证
	见于温病，伴身热夜甚	营分证
	渴不欲饮，伴五心烦热，颧红盗汗	阴虚证
	兼身热不扬，头身困重，胸闷纳呆	湿热证
	喜热饮，引入不多或水入即吐	脾胃阳虚，痰饮内停
	但欲漱水不欲咽，兼舌青紫，脉涩	瘀血内阻

2. 食欲与食量（表3-32）

表3-32 食欲与食量异常临床意义归纳表

	临床表现	临床意义
食欲 减退	纳呆食少，兼形体消瘦，面色淡白或萎黄	脾胃气虚
	纳呆腹胀，胸闷恶心，头身困重	湿邪困脾
	兼见寒热往来，胸胁苦满，咽干目眩	少阳病
厌食	兼腹胀，胸闷欲呕，嗳腐食臭	食滞胃脘
	厌食油腻，呕恶便溏，肢体困重	湿热蕴脾
	厌食油腻，身目发黄，胁肋胀痛	肝胆湿热
	孕妇厌食	冲脉之气上逆；重者为"妊娠恶阻"

续表

临床表现		临床意义
消谷 善饥	兼多饮多尿，身体消瘦	消渴病
	兼大便溏泄	胃强脾弱
饥不欲食		胃阴虚证
胃脘嘈杂		肝气不舒，郁久化热
偏嗜 食物	小儿嗜食生米、泥土等，兼见腹胀腹痛，面色萎黄	小儿虫积
	孕妇偏嗜酸辣	生理现象
	嗜食肥甘	易生痰湿
	过食辛辣	易致燥热
	过食生冷	易伤脾胃
	食欲减退，日渐消瘦	疾病加重
	食量渐增，精神好转	胃气渐复
	危重患者本毫无食欲，突然索食，食量大增	除中。胃气败绝

3. 口味（表3-33）

表3-33　口味异常临床意义归纳表

临床表现	临床意义
口淡	脾胃虚弱，或寒湿内阻
口苦	心火上炎；肝胆火旺
口甜	脾胃湿热
口酸	肝胃郁热，或伤食证
口咸	肾虚或寒证
口涩	燥热伤津，或脏腑热盛
口黏腻	脾胃湿热、食积化热、痰湿内盛

（八）问二便 ***

1. 大便（表3-34）

表3-34　大便异常临床意义归纳表

临床表现			临床意义
便次异常	便秘	兼口燥咽干，舌红少苔，脉细数	阴虚
		兼面色无华，少气乏力，头晕目眩	气血亏虚
		兼面色苍白，手足不温，脉沉迟	冷秘
		伴腹胀痛拒按，口渴喜饮，苔黄燥	实证。热结便秘
	泄泻	新病暴泻，清稀如水	寒湿泄泻
		腹痛，泻而不爽，便色黄臭秽，兼肛门灼热，小便短黄	湿热泄泻
		脘闷纳呆，腹痛，泻后痛减，或完谷不化	伤食
		纳少腹胀，脘腹隐痛喜按，面黄神疲	脾虚
		黎明前腹痛作泻，泻后痛减，腰膝酸冷	五更泄。脾肾阳虚
		随情志郁怒或精神紧张时加重	肝郁乘脾
便色异常		黄褐如糜而臭	大肠湿热
		色灰白	黄疸。肝胆失疏
		有黏冻、脓血	痢疾；肠癌

续表

临床表现			临床意义
便质异常	完谷不化		脾肾阳虚或伤食
	溏结不调	时干时稀	肝郁或脾虚
		先结后溏	脾虚
	便血	先便后血，色暗红或紫黑，甚如柏油样	远血。脾虚；瘀阻胃络
		大便带血，色鲜红，附于粪便表面或排便后点滴而出	近血。大肠湿热，或大肠风燥
排便感异常	肛门灼热		大肠湿热
	里急后重		痢疾。湿热内阻
	排便不爽	伴抑郁易怒	肝郁乘脾
		腹痛泄泻，黄褐臭秽，肛门灼热	大肠湿热
		腹胀泄泻，夹未消化食物，酸臭	伤食
	滑泻失禁	伴腹痛喜温喜按，形瘦纳少，倦怠乏力	脾阳虚
		伴腰膝冷痛，或五更泄	肾阳虚
	肛门重坠	伴头晕乏力，面色少华	脾虚气陷
		腹痛窘急，大便黄褐臭秽，或见脓血便	大肠湿热

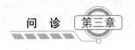

2. 小便（表 3-35）

表 3-35　小便异常临床意义归纳表

临床表现			临床意义
尿量异常	尿量增多	形寒肢冷	虚寒证
		伴多饮、多食、消瘦	消渴病
	尿量减少	伴高热汗出	实热证
		伴汗、吐、下太过	津液耗伤
		伴肌肤浮肿	水肿病
尿次异常	小便频数	伴尿频、急、痛、短赤	淋病。湿热蕴结下焦
		见于老年人或久病者，色清量多，夜间明显	肾阳虚衰，或肾气不固，膀胱失约
	癃闭		实证：湿热下注、瘀血内阻、结石阻塞
			虚证：年老气虚、或肾阳不足
尿色质异常	小便清长		寒证
	小便短黄		热证或汗、吐、下太过
	尿中带血	色鲜红，心烦口渴	热伤血络，或心火下移小肠
		尿血日久，兼面色不华，少气懒言或皮肤紫斑	脾不统血
		久病尿血，伴头晕耳鸣，腰膝酸痛	肾气不固
	小便浑浊	浑浊如膏脂	膏淋。湿热下注
		浑浊如米泔，劳则尤甚	中气下陷
	尿中有砂石		石淋。湿热内蕴

续表

临床表现		临床意义
排尿感异常	小便涩痛	湿热蕴结，常见于淋病
	余沥不尽	肾阳虚、肾气不固
	小便失禁	肾气亏虚，或尿路损伤，或湿热、瘀血阻滞
	遗尿	禀赋不足，或肾气亏虚

（九）问经带

1. 月经异常（表3-36）

表3-36　月经异常临床意义归纳表

临床表现			临床意义
经期异常	月经先期	经色深红，质稠量多	血热
		经色淡红，质稀量多，气短乏力	气虚
	月经后期	经色淡红，质稀，唇淡面白	血虚
		经色紫暗，夹有血块	血瘀
	月经先后不定期	经色紫红，夹有血块，兼乳房胀痛	肝气郁结
		经色淡红，质稀，腰酸乏力	脾肾虚衰

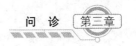

续表

临床表现			临床意义
经量异常	月经过多		血热；气虚
	崩漏	经血不止，色深红，质稠，势急	血热损伤冲任
		经血不止，色淡红，质稀，势缓	气虚冲任不固
		非时而下，时来时止，或时闭时崩，或久漏不止，色紫暗夹块	瘀血阻滞冲任
	月经过少		营血不足，或肾气亏虚，精血不足；或寒凝、血瘀、痰湿阻滞
	闭经	伴急躁易怒、太息	肝气郁结
		伴面色暗黑，小腹胀痛拒按，舌紫暗或紫斑	血瘀
		兼体胖面浮，胸闷腹胀，纳少痰多，气短乏力	湿盛痰阻
		伴潮热盗汗，皮肤干燥，形体消瘦	阴虚
经色、经质异常	色淡质稀		血虚不荣
	色深红质稠		血热内炽
	色紫暗夹块		寒凝血瘀
痛经	经前或经期小腹胀痛或刺痛拒按		气滞血瘀
	月经后期或经后小腹隐痛、空痛		气血两虚，或肾精不足
	小腹灼痛拒按，伴带下黄臭		湿热蕴结
	小腹冷痛，得热则缓		寒凝或阳虚

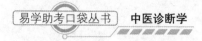
2. 带下（表 3-37）

表 3-37　带下异常临床意义归纳表

临床表现		临床意义
白带	量多，质稀，无臭味	脾肾阳虚，寒湿下注
	状如凝乳或豆腐渣	湿浊下注
黄带	质黏臭秽	湿热下注或湿毒蕴结
赤白带		肝经郁热，或湿毒蕴结，癌瘤（绝经后）

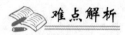

一、现病史和既往史的界定与关系★★

现病史是指患者从起病到本次就诊时疾病的发生、发展及其诊治经过。现病史包括起病情况、病变过程、诊治经过和现在症四个方面。既往史是指患者平素的身体健康状况和既往的患病情况，又叫过去病史。

如何区分二者呢？主要根据主诉所定病证及其所记时间而定，即主诉所述病证及其时间之内者属于现病史的内容；主诉所述疾病及其所定时间以外的其他疾病则属既往史的内容。

二、对"恶寒发热"症状的理解★★★

恶寒发热是指患者恶寒与发热同时出现，是表证的特征性症状。其机理是外邪侵袭肌表，卫阳被遏，肌腠失于温煦，则恶寒；正气奋起抗邪，正邪交争，卫阳失于宣发，则郁而

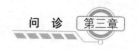

发热。

在恶寒发热中，"恶寒"是患者的主观感觉，而"发热"则既可是主观的，也可是客观的。因此，所谓"恶寒发热"的关键，是患者一定要既有恶寒、又有发热的感觉。

三、从"阳加于阴谓之汗"理解汗的机理

《素问·阴阳别论》指出"阳加于阴谓之汗"。所以，无论生理性或病理性的汗之有无、多少，都应从阴阳盛衰及其相互关系是否协调来加以理解。体内阴阳基本平衡时一般无明显汗出；体内阳气偏旺则汗出可以散热；外界气温低时，玄府闭塞而无汗，以保持热能。在病理情况下，阳气亏虚不能固护卫表，腠理不密，则常自汗出；阳气虚而无力蒸腾阴液，津液不能气化成汗，则又为无汗或少汗；阴液津血不足，汗无化源，常为无汗而皮肤干燥；阴虚火旺或内热，蒸迫津液外泄，则常见盗汗；里热炽盛，逼津外泄，故汗多；寒邪外束，肤表固密，故无汗；风邪外袭，营卫失调，则汗自出；湿浊内蕴，阳热蒸蒸，则汗出不彻或头额汗出；病情危重时，阴阳离决，常以"绝汗"为审证要点。

四、"除中"的机理分析

除中是指久病重病之人，本来毫无食欲，突然索食，食量大增，是假神的表现之一。这是一种反常的表现，往往食已而随之是死亡，故称之为"除中"。成无己《注解伤寒论》说："除，去也；中，胃气也。言邪气太甚，除去胃气，胃欲引食自救，故暴能食，此欲胜也。"所以"除中"实际上是中气衰败的死亡前兆，属"残灯复明""回光返照"的表现。

假神的出现是精气衰竭已极，阴不敛阳，虚阳外越，神气外现所致。因为精气、阴阳是神气内存的物质基础，今精竭、阴绝、阳微，神失依存，故浮而外越，本神暴露。此种欲食甚至暴食，为胃之本能的表现。这种本能就是维持生命生存的能力，胃之本能欲维持脾胃后天之本，以保生命的延续，欲引食纳谷以自救。但因胃气本身已失去存在的物质基础，即使勉强食之，却已无化谷之能，而更加重其负担，以致能量无继而告，胃之本气反绝，于是神去机息，迅速导致死亡。

五、术语释义

消渴病：因恣食肥甘，或情志过极、房事不节、热病之后等，郁热内蕴，气化失常，津液精微不能正常输布而下泄，阴虚燥热。以口渴多饮，多食而瘦，尿多而甜为主要表现的脾系疾病。

五迟：指立迟、行迟、发迟、齿迟和语迟，为小儿生长发育迟缓的疾病。

五软：指小儿头软、项软、手足软、肌肉软、口软。多因禀受不足，气血不充，而致骨脉不强，筋肉痿弱。

瘟疫：指感受疫疠之气造成的流行性急性传染病的统称。

热入血室：指妇女在经期或产后，感受外邪，邪热乘虚侵入血室，与血相搏所出现的病证。症见下腹部或胸胁下硬满，寒热往来，白天神志清醒，夜晚则胡言乱语，神志异常等。

崩漏：病名。亦名崩中漏下。指非正常行经期间阴道出血的症状。若来势迅猛，出血量多者，谓之崩；势缓而量少，

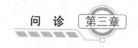
淋漓不断者，谓之漏，合称崩漏。

闭经：也称经闭，是指女子年逾18周岁，月经尚未来潮，或已行经，未受孕、不在哺乳期，而又停经达3个月以上。但在妊娠期、哺乳期或绝经期的月经停闭，属生理现象；部分少女初潮后，偶尔出现月经停闭，而无其他不适反应者，无病理意义，不作闭经论治。

第四章 ▶ 切 诊

教学目标

（一）脉诊

1. 了解脉诊的概念、原理。

2. 掌握寸口诊法的部位、分候脏腑、方法。熟悉脉象要素的概念与意义。了解诊脉独取寸口的原理；遍诊法、仲景三部诊法的基本内容。

4. 掌握正常脉象的特征和生理变异。熟悉正常脉象的含义。

3. 掌握常见病理脉象的特征和临床意义。

4. 熟悉相似脉的鉴别；相兼脉的含义；脉象相兼的原理。掌握脉象相兼的原则；脉象相兼所主病证的规律；相兼脉的主病。了解真脏脉的概念、特征和临床意义。

5. 了解妇人脉象的特点与意义；小儿脉诊的方法；小儿脉象的特点与意义。

6. 了解脉诊的意义及临床运用。

（二）按诊

1. 了解按诊的概念和意义。

2. 掌握按诊的方法；按脘腹的内容和意义。

3. 熟悉按胸胁、按肌肤、按手足、按腧穴的内容和临床意义。

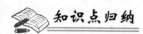 知识点归纳

一、脉诊

（一）脉诊的原理

脉象是手指感觉脉搏跳动的形象，或称为脉动应指的形象。脉象的产生，与心脏的搏动、心气的盛衰、脉管的通利和气血的盈亏及各脏腑的协调作用直接有关。

（二）诊脉的部位★★★

现在沿用的是独取寸口诊脉。寸口脉分为寸、关、尺三部，通常以腕后高骨（桡骨茎突）为标记，其内侧的部位为关，关前（腕侧）为寸，关后（肘侧）为尺。两手各有寸关尺三部，共六部脉（表4-1）。

表4-1 常用寸口三部分候脏腑

寸口	寸	关	尺
左	心	肝胆	肾
	膻中	膈	小腹
右	肺	脾胃	肾
	胸中		小腹

（三）诊脉的方法和注意事项★★★

1.诊脉的方法

时间：清晨是诊脉的最佳时间，但临床不能拘泥于"平旦"。在诊脉前必须让患者稍作休息。

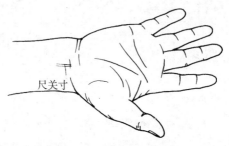

尺 关 寸

图 4-1 寸口脉寸关尺示意图

体位：诊脉时患者的正确体位是正坐或仰卧，前臂自然向前平展，与心脏置于同一水平，手腕伸直，手掌向上，手指自然放松，在腕关节下垫一松软的脉枕，使寸口部充分暴露伸展。

平息：一呼一吸谓之一息。医者在诊脉时要保持呼吸自然均匀，以自己的呼吸计算患者脉搏的至数。

定三关：通常医生选用左手或右手的食指、中指与无名指进行诊脉。医生下指时，先以中指按在掌后高骨内侧动脉处，称为中指定关，然后用食指按在关前（腕侧）定寸，用无名指按在（肘侧）定尺。小儿寸口部位段，一般多用"一指定关法"。

布指：寸、关、尺三部位置确定后，三指略呈弓形倾斜，指端平齐，与受诊者体表约呈 45° 角为宜，以使指目紧贴于脉搏搏动处。

指力：常用的指力有举（指医生的手指较轻地按在寸口脉搏跳动部位）、按（医生手指用力较重，甚至按到筋骨）、寻（医生用手指从轻到重，从重到轻，左右推寻）等。

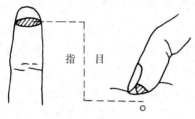

图 4-2　指目部位

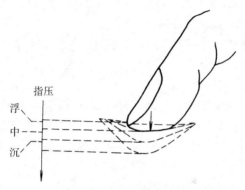

图 4-3　手指以浮、中、沉三个等级的压力取脉

指法：分为总按和单按。总按指三指用大小相等的指力同时诊脉；单按是用一个手指诊察一部脉象。

五十动：医生对患者诊脉的时间不应少于 50 次脉搏跳动的时间，现代临床上每次诊脉每手应不少于 1 分钟。

2.诊脉的注意事项　保持环境安静；医生注意静心凝神；选择正确体位。

3.脉象要素　脉象的主要因素大致归纳为脉位、至数、脉长、脉宽、脉力、脉律、流利度、紧张度 8 个方面。

（四）正常脉象★★★

1.特点 寸关尺三部皆有脉，不浮不沉，不快不慢，一息四五至，相当于 72 ～ 80 次 / 分（成年人），不大不小，从容和缓，节律一致，尺部沉取有一定的力量，并随生理活动、气候、季节和环境等的不同而有相应变化。

有胃：指脉有"胃气"，可了解脾胃功能的盛衰及气血盈亏，脉象表现为指下具有从容、徐和、软滑的感觉。

有神：即脉有"神气"，可判断脏腑功能和精气之盛衰，脉象表现为柔和有力，节律整齐。

有根：即脉有"根基"，说明肾气的盛衰，脉象表现为尺脉有力、沉取不绝。

2.生理变异

（1）四季平脉 春弦、夏洪、秋毛（浮）、冬石（沉）。

（2）脉位变异

斜飞脉：脉不见于寸口，而从尺部斜向手背。

反关脉：脉出现在寸口的背侧。

均为桡动脉解剖位置的变异，不属病脉。

（五）病理脉象

1.常见病理脉象★★★

（1）脉位分类（表 4–2，表 4–3）

表 4–2 浮脉、散脉、芤脉、革脉临床意义归纳表

脉名	临床表现	临床意义
浮脉	举之有余，按之不足	表证，亦见于虚阳浮越
散脉	浮散无根，稍按则无，至数不齐	元气离散，脏腑精气衰败，尤其是心、肾之气将绝

续表

脉名	临床表现	临床意义
芤脉	浮大中空，如按葱管	失血、伤阴
革脉	浮而搏指，中空外坚，如按鼓皮	亡血、失精、半产、漏下

表4-3　沉脉、伏脉、牢脉临床意义归纳表

脉名	临床表现	临床意义
沉脉	轻取不应，重按始得，举之不足，按之有余	主里证，有力为里实，无力为里虚
伏脉	重按推筋着骨始得，甚则暂伏而不显	主里证，常见于邪闭、厥证、痛极
牢脉	沉而实大弦长，坚牢不移	阴寒内盛、疝气癥积

（2）脉率分类（表4-4，表4-5）

表4-4　迟脉与缓脉临床意义归纳表

脉名	临床表现	临床意义
迟脉	脉来迟慢，一息不足四至	多见于寒证，亦可见于邪热结聚之里实热证
缓脉	一息四至，来去缓怠	多见于湿病，脾胃虚弱

表4-5　数脉与疾脉临床意义归纳表

脉名	临床表现	临床意义
数脉	脉来急促，一息五六至	多见于热证，亦见于里虚证
疾脉	脉来急疾，一息七八至	阳极阴竭，元气欲脱

（3）脉力分类（表4-6）

表4-6 虚脉与实脉临床意义归纳表

脉名	临床表现	临床意义
虚脉	三部脉举之无力，按之空豁，应指松软	虚证，多为气血两虚
实脉	三部脉举按均充实有力，其势来去皆盛，应指幅幅	实证

（4）脉长分类（表4-7）

表4-7 长脉与短脉临床意义归纳表

脉名	临床表现	临床意义
长脉	首尾端直，超过本位	阳证、热证、实证
短脉	首尾俱短，常只显于关部	气虚或气郁

（5）脉宽分类（表4-8，表4-9）

表4-8 洪脉与大脉临床意义归纳表

脉名	临床表现	临床意义
洪脉	脉体宽大而浮，充实有力，来盛去衰	阳明气分热盛，亦主邪盛正衰
大脉	脉体宽大，但无脉来汹涌之势	健康人，或为病进

表4-9 细脉、弱脉、微脉、濡脉临床意义归纳表

脉名	临床表现	临床意义
细脉	脉细如线，但应指明显	虚证或湿证
弱脉	沉细无力而软	阳气虚衰、气血两虚证
微脉	极细极软，按之欲绝，若有若无	气血大虚，阳气衰微
濡脉	浮细无力而软	虚证或湿证

（6）脉流利度分类（表4-10）

表4-10 滑脉、动脉、涩脉临床意义归纳表

脉名	临床表现	临床意义
滑脉	往来流利，应指圆滑，如盘走珠	痰湿、食积和实热等
动脉	脉形如豆，滑数有力，厥厥动摇，关部尤显	惊恐、疼痛
涩脉	形细而行迟，往来艰涩不畅，脉势不匀	气滞、血瘀、痰食内停、和精伤血少

（7）脉紧张度分类（表4-11）

表4-11 弦脉与紧脉临床意义归纳表

脉名	临床表现	临床意义
弦脉	端直以长，如按琴弦	肝胆病、疼痛、痰饮等，或胃气衰败
紧脉	脉来绷急弹指，状如牵绳转索	实寒证、疼痛、食积

（8）脉律分类（表4-12）

表4-12 结脉、代脉、促脉临床意义归纳表

脉名	临床表现	临床意义
结脉	脉来缓慢，时有中止，止无定数	阴盛气结、寒痰血瘀，亦可见于气血虚衰等证
代脉	脉来一止，止有定数，良久方还	脏气衰微、疼痛、惊恐、跌扑损伤
促脉	脉来数而时有一止，止无定数	阳盛实热、气血痰食停滞，亦见于脏气衰败

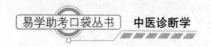

2. 常见病脉归类简表（表4-13）

表4-13　常见病脉归类简表

脉纲	共同特点	相类脉		
		脉名	脉象	主病
浮脉类	轻取即得	浮	举之有余，按之不足	表证，亦见于虚阳浮越证
		洪	脉体阔大，充实有力，来盛去衰	热盛
		濡	浮细无力而软	虚证，湿困
		散	浮取散漫而无根，伴至数或脉力不匀	元气离散，脏气将绝
		芤	浮大中空，如按葱管	失血，伤阴之际
		革	浮而搏指，中空边坚	亡血、失精、半产、崩漏
沉脉类	重按始得	沉	轻取不应，重按始得	里证
		伏	重按推至筋骨始得	邪闭、厥病、痛极
		弱	沉细无力而软	阳气虚衰、气血俱虚
		牢	沉按实大弦长	阴寒内积、疝气、癥积
迟脉类	一息不足四至	迟	一息不足四至	寒证，亦见于邪热结聚
		缓	一息四至，脉来怠缓	湿病，脾胃虚弱，亦见于平人
		涩	往来艰涩，迟滞不畅	精伤、血少，气滞、血瘀，痰食内阻
		结	迟而时一止，止无定数	阴盛气结，寒痰瘀血，气血虚衰

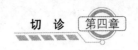

续表

脉纲	共同特点	相类脉		
		脉名	脉象	主病
数脉类	一息五至以上	数	一息五至以上，不足七至	热证，亦主里虚证
		疾	脉来急疾，一息七八至	阳极阴竭，元气欲脱
		促	数而时一止，止无定数	阳热亢盛，瘀滞、痰食停积，脏气衰败
		动	脉短如豆，滑数有力	疼痛，惊恐
虚脉类	应指无力	虚	举按无力，应指松软	气血两虚
		细	脉细如线，应指明显	气血俱虚，湿证
		微	极细极软，似有似无	气血大虚，阳气暴脱
		代	迟而中止，止有定数	脏气衰微，疼痛，惊恐，跌仆损伤
		短	首尾俱短，不及本部	有力主气郁，无力主气损
实脉类	应指有力	实	举按充实有力	实证，平人
		滑	往来流利，应指圆滑	痰湿、食积、实热，青壮年，孕妇
		弦	端直以长，如按琴弦	肝胆病、疼痛、痰饮等，老年健康者
		紧	绷急弹指，状如转索	实寒证、疼痛、宿食
		长	首尾端直，超过本位	阳气有余，阳证、热证、实证，平人
		大	脉体宽大，无汹涌之势	健康人，病进

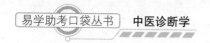

3. 相兼脉（表4-14）★★

表4-14　相兼脉临床意义归纳表

特征	兼脉	临床意义
浮脉	浮紧脉	外感寒邪之表寒证，或风寒痹证疼痛
	浮缓脉	风邪伤卫，营卫不和的太阳中风证
	浮数脉	风热袭表的表热证
	浮滑脉	表证夹痰，常见于素体多痰湿而又感受外邪
沉脉	沉迟脉	里寒证
	沉弦脉	肝郁气滞，或水饮内停
	沉涩脉	血瘀，尤常见于阳虚而寒凝血瘀
	沉缓脉	脾虚，水湿停留
	沉细数脉	阴虚内热或血虚
弦脉	弦数脉	肝郁化火或肝胆湿热、肝阳上亢
	弦紧脉	寒证、痛证，常见于寒滞肝脉，或肝郁气滞等所致疼痛等
	弦细脉	肝肾阴虚或血虚肝郁，或肝郁脾虚等
	弦滑数脉	肝火夹痰、肝胆湿热或肝阳上扰、痰火内蕴等
数脉	滑数脉	痰热、湿热或食积内热
	洪数脉	阳明经证、气分热盛，亦可见于外感热病

（六）妇人脉和小儿脉

月经脉：妇人左关、尺脉忽洪大于右手，口不苦，身不热，腹不胀，是月经将至。妇人闭经，尺脉虚细而涩者，多为精血亏少的虚闭；尺脉弦或涩者，多为气滞血瘀的实闭；脉象弦滑者，多为痰湿阻于胞宫。

妊娠脉：已婚妇女，平时月经正常，突然停经，脉来滑数冲和，兼饮食偏嗜者，多为妊娠之征。

小儿脉：若按成人正常呼吸定息，2～3岁的小儿，脉动6～7次为常脉，每分钟跳动100～120次；5～10岁，脉动6次，每分钟约100次。浮、沉、迟、数辨病证的表、里、寒、热；以脉的有力、无力定病证的虚、实。

二、按诊

（一）按诊的方法和注意事项

具体方法（触、摸、按、扣）★★★

触法：是医生用第二、三、四、五指掌面或全手掌轻柔地进行滑动触摸患者局部皮肤，了解肌肤的凉热、润燥等，如额部、四肢及胸腹部。

摸法：是指医生用指掌稍用力寻抚患者某一局部，探明局部有无疼痛和肿物、肿胀部位的范围及肿胀程度等，如胸腹、腧穴、肿胀部位等。

按法：是以重手按压或推寻患者体表某处，了解深部有无压痛或肿块，肿块的形态、大小，质地的软硬、光滑度、活动度等。

三法的区别表现在指力轻重不同，触则用手轻诊皮肤，摸则稍用力达于肌层，按则以重指力诊筋骨或腹腔深部。按诊顺序一般由轻而重，由浅入深，从健康部位逐渐移向病变区域。

叩法：分为直接叩击法和间接叩击法

直接叩击法：医生用手指中指指尖或并拢的食指、中指、无名指、小指的掌面轻轻叩击或拍打被检查部位。

间接叩击法:分为拳掌叩击法和指指叩击法。拳掌叩击法:医生用左手掌平贴在患者受检部位体表,右手握成空拳叩击左手背,边叩边询问患者叩击部位的感觉,用以诊察腰腹部疾病。指指叩击法:医生用左手中指第二指节紧贴病体其他手指稍微抬起,勿与体表接触,右手指自然弯曲,第二、四、五指微翘起,以中指指端叩击左手中指第二指节前端,叩击方向应与需诊察的部位,叩击部位垂直,用以对胸背腹及肋间的诊察。

注意事项:体位、态度、手法。

(二)按诊的内容

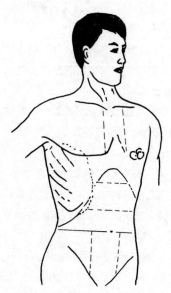

图4-4 胸腹部位划分图

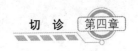

1. 虚里按诊（表4–15）★★★ 虚里位于左乳下第四、五肋间，乳头下稍内侧，为心尖搏动处，系诸脉之所宗。诊虚里时，一般患者采取坐位或仰卧位，医生位于患者右侧，用右手全掌或指腹平抚于虚里部，并适当调节压力。按诊的内容包括有无搏动，搏动的部位、范围、强度和节律、频率、聚散等，以测知宗气之强弱、疾病之虚实、预后之吉凶。

表4–15 虚里按诊临床意义归纳表

	虚里按诊	临床意义
正常	按之搏动应手，动而不紧，节律清晰一致，一息四五至	心气充盛，宗气积于胸中
病理	其动微弱者	宗气内虚，亦可因饮停心包
	动而应衣者为太过	宗气外泄
	按之弹手，洪大而搏，或绝而不应者	证属危候，如孕妇胎前产后，或虚损劳瘵之病者
	搏动迟弱，或久病体虚而动数	心阳不足
	搏动数急而时有一止	宗气不守
	搏动散漫而数，伴胸高而喘者	心肺气绝之兆
	虚里动高，聚而不散	热甚，多见于外感热邪、小儿食滞或痘疹将发

2. 胸部按诊（表4–16） 胸部按诊时，患者多采取坐位，特殊情况不能坐时先仰卧位诊察前胸，然后侧卧位诊察侧胸及背部。方法多采用触法、摸法和指指叩击法，采取指指叩击法叩击时左手中指应沿肋间隙滑行（与肋骨平行），右手指力适中，顺序应由上而下地按前胸、侧胸和背部，并应注意两侧对称部位的比较。

表4-16 胸部按诊临床意义归纳表

临床表现	临床意义
肺下界下移	肺胀、腹腔脏器下垂
肺下界上移	肺痿、悬饮、鼓胀、腹内肿瘤或癥瘕
前胸高突，叩之如鼓音，其音清	肺气壅滞所致，肺胀、气胸
叩之音浊或呈实音，并有胸痛	饮停胸膈，或肺痨损伤，或肺内肿瘤，或为胸痹、痰热壅肺
胸部压痛，有局限性青紫肿胀	外伤（肋骨骨折等）

3. 乳房按诊（表4-17） 正常乳房按诊时呈模糊的颗粒感和柔韧感，质地均匀一致，无触痛。乳房内发现肿块时，应注意肿块的数目、部位、大小、外形、硬度、有无压痛和活动度，以及腋窝、锁骨下淋巴结的情况。

表4-17 乳房按诊临床意义归纳表

临床表现	临床意义
肿块大小不一、边界不清，质地不硬，活动度好，伴有疼痛，且发病缓慢	乳癖
硬结肿块形如鸡卵，边界清楚，表面光滑，推之活动而不痛	乳核
结节如梅李，边缘不清，皮肉相连，发展缓慢，日久破溃，流稀脓夹有豆渣样物	乳痨
肿块质硬，形状不规则，高低不平，边界不清，腋窝多可扪及肿块，或有血性分泌物从乳头溢出	乳岩

4. 胁部按诊（表4-18） 按胁部采取仰卧位或侧卧位，包括胁肋和胁下部位，除了在胸侧腋下至肋弓部位进行按、

叩之外，还应从上腹部中线向两侧肋弓方向轻循，并按至肋弓下。

表 4-18　胁部按诊临床意义归纳表

临床表现	临床意义
胁痛喜按，胁下按之空虚无力	肝虚
胁下肿块，刺痛拒按	血瘀
右胁下肿块，质软，表面光滑，边缘钝，压痛	肝热病、肝著
右胁下肿块，质硬，表面平或呈小结节状，边缘锐利，压痛不明显	肝积
右胁下肿块，质地坚硬，按之表面凹凸不平，边缘不规则，有压痛	肝癌
右侧腹直肌外缘与肋缘交界处附近触到梨形囊状物，压痛	胆石、胆胀等胆囊病变
左胁下痞块	肥气等脾脏病变
疟疾后左胁下可触及痞块，按之硬	疟母

5. 脘腹部按诊

（1）脘腹肌肤温凉（表 4-19）

表 4-19　脘腹肌肤温凉临床意义归纳表

临床表现	临床意义
腹部肌肤凉而喜温	寒证
腹部肌肤灼热而喜凉	热证

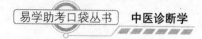

（2）脘腹痞满、脘腹膨胀、脘腹肿块（表 4–20）

表 4–20　脘腹痞满、脘腹膨胀、脘腹肿块临床意义归纳表

临床表现	临床意义
痞满，按之较硬而疼痛	实证
按之濡软而无痛	虚证
按之有形而胀痛，推之辘辘有声	胃中水饮
腹痛喜按，按之痛减，腹壁柔软	虚证，脾胃气虚等
腹痛拒按，按之痛甚，伴有腹部硬满	实证，饮食积滞、胃肠积热之阳明腑实、瘀血肿块等
局部肿胀拒按	内痈
按之疼痛，固定不移	瘀血
按之胀痛，病处按此连彼	气滞

（3）脘腹痛（表 4–21）

表 4–21　脘腹痛临床意义归纳表

临床表现	意义	
右少腹剧痛而拒按，弹痛（反跳痛）或按之有包块	肠痈	时时发热，自汗出，微恶寒，脉沉紧者，为脓未成；若腹皮急，按肿块濡软，身无热，脉洪数者，为脓已成
左少腹作痛，按之累累有硬块	肠中宿便	
腹中结块，按之起伏聚散，往来不定，或按之形如条索状，久按转移不定，或按之手下如蚯蚓蠕动	虫积	
腹痛伴见腹正中，或脐部，或腹股沟有肿块凸起，按之可回复	疝气	

6. 按肌肤

（1）肌肤寒热（表4-22）

表4-22 肌肤寒热临床意义归纳表

临床表现	临床意义
身热初按热甚，久按不热者，	热在表
久按热愈甚者	热在里
身热不扬（初扪之不觉很热，但扪之稍久即感灼手）	为湿热内蕴
肌肤寒冷	阳气衰少
肌肤灼热	阳热炽盛
肌肤寒冷而大汗淋漓，面色苍白，脉微欲绝	亡阳之征
汗出如油，四肢肌肤尚温而脉躁疾无力	为亡阴之象
身灼热而手足厥冷	里热壅盛，阳气不得外达四末，属真热假寒证
皮肤无汗而灼热	热甚
局部皮肤不热，红肿不明显	阴证
局部皮肤灼热，红肿疼痛	阳证

（2）肌肤润燥（表4-23）

表4-23 肌肤润燥临床意义归纳表

临床表现	临床意义
皮肤干燥	未出汗
新病皮肤滑润而有光泽	气血津液未伤
久病肌肤枯涩	津液亏虚或气血两伤
肌肤甲错	瘀血内阻，新血不生

（3）肌肤疼痛（表4-24）

表4-24 肌肤疼痛临床意义归纳表

临床表现	临床意义
肌肤濡软，按之痛减	虚证
硬痛拒按	实证
轻按即痛	病在表浅
重按方痛	病在深部

（4）肌肤肿胀（表4-25）

表4-25 肌肤肿胀临床意义归纳表

临床表现	临床意义
按之凹陷，不能即起	水肿
按之凹陷，举手即起	气肿

（5）肌肤疮疡（表4-26）

表4-26 肌肤疮疡临床意义归纳表

临床表现	临床意义
痈疡按之肿硬而不热	寒证
按之高肿灼手而有压痛	热证
根盘平塌漫肿	虚证
根盘收束而隆起	实证
按之患处坚硬而热微	无脓
边硬顶软而热甚	有脓
轻按即痛	脓在浅表
重按而痛	脓在深部
按之不起	脓未成
按之波动感	脓已成

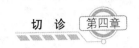

7. 按尺肤（表4-27）★★★　　通过触摸患者肘部内侧至掌后横纹处之间的肌肤，以了解疾病虚实、寒热性质的诊察方法。诊左尺肤时，医生用右手握住患者上臂近肘处，左手握住患者手掌，同时向桡侧转辗前臂，使前臂内侧面向上平放，尺肤部充分暴露；右尺肤方法同上，方向相反。

表4-27　按尺肤临床意义归纳表

临床表现	临床意义
尺肤热甚，其脉象洪滑数	温热证
尺肤凉，脉象细小	泄泻、少气
按尺肤窅而不起	风水肤胀
尺肤粗糙如枯鱼之鳞	精血不足，或瘀血内阻，或脾阳虚衰所致痰饮病

8. 按手足（表4-28）　　按手足是通过触摸患者手足部位的冷热程度，以判断病情的寒热、虚实及表里内外顺逆。要注意左右手足对比。按诊重点在手足心寒热的程度。

表4-28　按手足临床意义归纳表

临床表现	临床意义
阳虚之证，四肢犹温	阳气尚存
四肢厥冷	病情深重
手足俱冷	阳虚寒盛，属寒证
手足俱热	阳盛热炽，属热证

额上热甚于手心热者，为表热；手心热甚于额上热者，为里热。

9. 按腧穴　　按腧穴是按压身体的某些特定穴位，通过穴位的变化和反应来判断内脏某些疾病的方法。按腧穴可根据腧穴位置，取坐位或卧位，医生用单手或双手的食指或拇指按压腧穴，若有结节或条索状物时，手指应在穴位处滑动按寻。进一步了解指下物的形态、大小、软硬程度、活动情况。

诊断脏腑病变的常用腧穴有：肺病为中府、肺俞、太渊；心病为巨阙、膻中、大陵；脾病为章门、太白、脾俞；肝病为期门、肝俞、太冲；肾病为气海、太溪；大肠病为天枢、大肠俞；小肠病为关元；胆病为日月、胆俞；胃病为胃俞、足三里；膀胱病为中极。

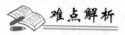 难点解析

一、寸口诊脉的原理★★★

寸口诊脉原理：一是寸口脉为手太阴肺经原穴太渊所在之处，十二经脉之气汇聚于此，故称为"脉之大会"；"肺朝百脉"，五脏六腑十二经气血运行皆起于肺而止于肺，故脏腑气血之病变皆可反映于寸口；二是手太阴肺经起于中焦，与脾经同属太阴，肺与脾胃之气相通，而脾胃为后天之本，气血生化之源，因此，在寸口可以诊察胃气强弱，同时也可了解全身脏腑气血之盛衰。三是寸口处行径相对固定、浅表，诊察方便易行。

二、脉之迟、数与证之寒、热

迟脉与数脉是脉率慢快相反的两种脉象。迟脉脉率比平脉慢，一息不足四至，多见于寒证，亦可见于邪热结聚之里实热证；数脉脉率比平脉快，一息五至以上不足七至，多见

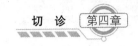

于热证，亦见于里虚证。

三、不能相兼的脉象

凡两种或两种以上的单因素脉相兼出现，复合构成的脉象即称为"相兼脉"或"复合脉"。性质完全相反的脉是不可相兼出现的。

四、术语释义

癥瘕：病证名。指腹腔内积聚成块的一类疾病。腹部肿块按之有形，推之不移，痛有定处者，为癥积，病属血分；肿块推之可移，或痛无定处，聚散不定者，为瘕聚，病属气分。

肺胀：前胸高突，叩之膨膨然如鼓音，其音清者，肺气壅滞所致，为肺胀。

肺痿：病名。症见咳声不扬，吐稠黏涎沫，口干咽燥，气急喘促，形体消瘦，或见潮热，皮毛干枯，舌干红，脉虚数等。

肺痨：由于正气虚弱，感染痨虫，以咳嗽、咯血、潮热、盗汗及身体逐渐消瘦等症为主要临床表现的、具有传染性的肺系疾病。

乳癖：妇女乳房肿块大小不一，边界不清，质地不硬，活动度好，伴有疼痛，且发病缓慢者，为乳癖。

乳核：乳房硬结肿块形如鸡卵，边界清楚，表面光滑，推之活动而不痛者，为乳核。

乳疬：以男性、儿童单侧或双侧乳晕部发生扁圆形肿块，触之疼痛为主要表现的乳房异常发育症。

第五章 ▶ 八纲辨证

教学目标

1. 掌握八纲、八纲辨证的概念、意义。了解八纲辨证的源流。

2. 掌握表里辨证的意义，表证（及半表半里证）、里证的概念、临床表现、证候分析、鉴别要点。熟悉表与里、表证与里证概念的相对性。

3. 掌握寒热辨证的意义，寒证、热证的概念、临床表现、证候分析、鉴别要点。熟悉证候寒热真假的概念、类型、证候特征、病机、辨证要点。

4. 掌握虚实辨证的意义，虚证、实证的概念、临床表现、证候分析、鉴别要点。熟悉证候虚实真假的概念、类型、证候特征、病机、辨证要点。

5. 掌握阴阳辨证的意义。熟悉阴阳两纲证的归类依据与内容。

6. 熟悉八纲证的相兼、错杂、转化等概念、类型、病机与临床表现。

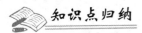知识点归纳

一、八纲辨证概念★★★

八纲，是指表、里、寒、热、虚、实、阴、阳八个纲领。八纲辨证，是指运用八纲对四诊所收集的各种病情资料，进行分析、归纳，从而辨别疾病现阶段病变部位浅深、疾病性质寒热、邪正斗争盛衰和病证类别阴阳的方法。

二、八纲基本证

（一）表里辨证（表 5-1）★★★

表证是指六淫、疫疠等邪气，经皮毛、口鼻侵入机体的初期阶段，正气抗邪于肌表，以新起恶寒发热为主要表现的证。

里证是指病变部位在内，脏腑、气血、骨髓等受病，以脏腑受损或功能失调症状为主要表现的证。

表 5-1　表证、里证辨证表

证型	病因病机	主要症状
表证	外邪袭表，正气抗邪于外	新起恶寒，或恶寒发热并见，脉浮。脏腑症状不明显。起病急，病位浅，病程短
里证	外邪袭表，表证不解，病邪传里	无新起恶寒发热并见，以脏腑症状为主要表现。病情较重，病位较深，病程较长
	外邪直接入里，侵犯脏腑，即直中	
	情志内伤、饮食劳倦，直接损伤，脏腑气血	

续表

证型	病因病机	主要症状
半表半里证	外感病邪由表入里的过程中，邪正分争，少阳枢机不利	寒热往来，胸胁苦满，心烦喜呕，默默不欲饮食，口苦，咽干，目眩，脉弦

表5-2 表证、半表半里证与里证的鉴别要点

鉴别要点	表证	半表半里证	里证
寒热	恶寒发热	寒热往来	但热不寒或但寒不热
脏腑症状	不明显	胸胁苦满	明显
舌象	变化不明显	变化不明显	多有变化
脉象	浮脉	弦脉	沉脉或其他脉象

（二）寒热辨证（表5-3）★★★

1. 寒证与热证的鉴别

寒证是指感受寒邪，或阳虚阴盛，导致机体功能活动受限制而表现出具有"冷、凉"等症状特点的证。由于阴盛阳衰或阳虚都可表现为寒证，故寒证有实寒证与虚寒证之分。

热证是指感受热邪，或脏腑阳气亢盛，或阴虚阳亢，导致机体功能活动亢进进而表现出具有"温、热"等症状特点的证。热证有实热证、虚热证之分。

表 5-3　寒证、热证辨证表

证型	病因病机	主要症状
寒证	感受寒邪，或过服寒凉，起病急骤——实寒	恶寒，或畏寒喜暖，肢冷蜷卧，局部冷痛，口淡不渴，痰、涕、涎液清稀，小便清长，大便溏薄，面色白，舌质淡，苔白而润，脉紧或迟等
	内伤久病，阳气虚弱——虚寒	
	寒邪袭于表——表寒	
	寒邪客于脏腑，或阳虚阴盛——里寒	
热证	外感阳邪，过服辛辣，寒郁化热，情志化火，导致体内阳盛——实热	发热，恶热喜冷，口渴欲饮，面赤，烦躁不宁，痰涕黄稠，小便短黄，大便干结，舌红少津，苔黄燥，脉数等
	内伤久病，阴液耗损，阳气偏亢——虚热	
	风热袭表——表热	
	热邪盛于脏腑或阴虚阳亢——里热	

表 5-4　寒证与热证的鉴别要点

鉴别要点	寒证	热证
寒热喜恶	恶寒喜温	恶热喜凉
四肢	冷	热
口渴	不渴	渴喜冷饮
面色	白	红
大便	稀溏	干结
小便	清长	短黄
舌象	舌淡苔白润	舌红苔黄燥
脉象	迟或紧	数

2. 寒证、热证的真假辨别

真热假寒证：指疾病的本质为热证，却出现某些"寒象"，又称"热极似寒"。由于邪热内盛，阳气郁闭于内而不能布达于外所致。

真寒假热证：指疾病的本质为寒证，却出现某些"热象"，又称"寒极似热"。由于阳气虚衰，阴寒内盛，逼迫虚阳浮越于上、格拒于外所致。

表5-5 寒证、热证的真假辨别表

证型	假象	真象
真热假寒证	四肢厥冷 脉沉迟	胸腹灼热 脉有力 神昏谵语 口臭息粗 渴喜冷饮 小便短黄 舌红苔黄而干
真寒假热证	自觉发热 面色红 神志躁扰不宁 口渴 咽痛 脉浮大或数	四肢厥冷，胸腹无灼热，欲加衣被 两颧浮红，时隐时现 自感疲乏无力 欲热饮，且饮水不多 咽不红肿 脉按之无力 小便色清 大便质溏，甚下利清谷、舌淡苔白

（三）虚实辨证（表5-6）★★★

1. 虚证与实证的鉴别

虚证是指人体阴阳、气血、津液、精髓等正气亏虚，以

"不足、松弛、衰退"为主要症状特征的证。

实证是指人体感受外邪，或疾病过程中阴阳气血失调，体内病理产物蓄积，以"有余、亢盛、停聚"为主要症状特征的证。

表 5–6　虚证、实证辨证表

证型	病因病机		主要症状
虚证	先天不足或后天失调、疾病耗损，导致正气亏虚，邪气不著		由于人体阴阳、气血、津液、精髓等受损程度的不同及所影响脏腑的差异，虚证的表现也各不相同。
实证	风、寒、暑、湿、燥、火、疫疬及虫毒等侵犯人体，正气奋起抗邪所致	邪气盛实，正气不虚	由于感邪性质与病理产物的不同，以及病邪侵袭、停积部位的差别，实证的表现也各不相同。
	脏腑功能失调，气化失职，气机阻滞，形成痰、饮、水、湿、脓、瘀血、宿食等，停积壅聚体内所致		

表 5–7　虚证与实证的鉴别要点

鉴别要点	虚证	实证
病程	较长（久病）	较短（新病）
体质	多虚弱	多壮实
精神	多萎靡	多亢奋
声息	声低息微	声高气粗
疼痛	喜按	拒按

续表

鉴别要点	虚证	实证
胸腹胀满	按之不痛，胀满时减	按之疼痛，胀满不减
发热	多为潮热、微热	多为高热
恶寒	畏寒，添衣近火得温可减	恶寒，添衣近火得温不减
舌象	舌质嫩，苔少或无	舌质老，苔厚
脉象	无力	有力

2. 虚证与实证的真假辨别★★

真实假虚证：指疾病的本质为实证，却出现某些"虚赢"的现象，即所谓"大实有赢状"。本证是由于火热，或痰食，或湿热，或瘀血等邪气或病理产物大积大聚，以致经脉阻滞，气血不能畅达所致。

真虚假实证：指疾病的本质为虚证，反出现某些"盛实"的现象，即所谓"至虚有盛候"。本证是由于脏腑虚衰，气血不足，运化无力，气机不畅所致。

表 5-8　虚证、实证真假辨别表

证型	假象	真象
真实假虚证	神情默默、懒言 身体倦怠 脉象沉细	语时声高气粗 动之觉舒 脉按之有力 疼痛拒按 舌质老、舌苔厚腻

续表

证型	假象	真象
真虚假实证	腹胀 腹痛 脉弦 二便闭塞	有时缓解 按之痛减 脉重按无力 神疲乏力 面色无华 舌质娇嫩

（四）阴阳辨证（表 5-9）

阴、阳是归类病证类别的两个纲领。阴、阳分别代表事物相互对立的两个方面，它无所不指，也无所定指，故病证的性质及临床表现，一般都可用阴阳进行概括和归类。

表 5-9　阴阳辨证表

证型	主要症状
阳证	表证、热证、实证的症状
阴证	里证、寒证、虚证的症状

三、八纲证之间的关系

（一）证的相兼（表 5-10）★★★

广义的证的相兼，是指多种证的同时存在。狭义的证的相兼，即在疾病某一阶段，出现不相对立的两纲或两纲以上的证同时存在的情况。

表 5–10　证的相兼辨证要点表

证型	辨证要点
表实寒证	恶寒重发热轻，无汗，脉浮紧
表实热证	发热重，恶寒轻，口微渴，汗出，脉浮数
里实寒证	形寒肢冷，面白，口不渴，痰稀，尿清，冷痛拒按，苔白，脉沉或紧
里实热证	壮热，面赤，口渴，大便干结，小便短黄，舌红苔黄，脉滑数或洪数
里虚寒证	畏寒肢冷、神疲乏力、尿清便溏、冷痛喜温喜按、舌淡胖苔白、脉沉迟无力
里虚热证	形体消瘦、五心烦热、午后颧红、口燥咽干、潮热盗汗、舌红绛、脉细数

（二）证的错杂★★★

证的错杂是指疾病的某一阶段同时存在八纲中对立两纲的证。

1. 表里同病（表 5–11）

表 5–11　表里同病辨证要点表

证型	辨证要点（举例）
表里俱寒	如恶寒重发热轻、头身疼痛、鼻塞流涕、脘腹冷痛、大便溏泄、脉迟或浮紧等
表里俱热	如发热重恶寒轻、咽喉疼痛、咳嗽气喘、便秘尿黄、舌红苔黄、脉数或浮数等
表热里寒	如发热恶寒、有汗、头痛咽痛、尿清便溏、腹部胀满等
表寒里热	恶寒发热、无汗、头身疼痛、口渴喜饮、烦躁、便秘尿黄、舌红苔黄色等

续表

证型	辨证要点（举例）
表里俱实	如恶寒发热、鼻塞流涕、脘腹胀满、厌食便秘、脉浮紧等
表实里虚	如恶寒发热、无汗、头身疼痛、神疲乏力、少气懒言、心悸失眠、舌淡脉弱等

2.寒热错杂（表5-12）

表5-12　寒热错杂辨证要点表

证型	辨证要点
上热下寒	如胸中烦热、咽痛口干、频频呕吐等上焦热证及腹痛喜暖、大便稀薄等中焦脾胃虚寒证
上寒下热	如胃脘冷痛、呕吐清涎等上部脾胃虚寒证及尿频、尿痛、小便短黄等下部膀胱湿热证
表寒里热	见表5-11
表热里寒	见表5-11

3.虚实夹杂（表5-13）

表5-13　虚实夹杂辨证要点表

证型	辨证要点
虚中夹实	正虚症状为主，邪实症状为次
实中夹虚	邪实症状为主，正虚症状为次
虚实并重	正虚与邪实症状均表现明显

（三）证的转化（表5-13）★★★

证的转化是指在疾病的发展变化过程中，八纲中相互对立的证在一定条件下可以相互转化。

表5-13　证的转化归纳表

证型		转化机理	辨证要点
表里出入	表邪入里	表证不解内传入里	表证消失，出现里证
	里邪出表	机体抵抗力增强，驱邪外出	病邪向外透达的症状或体征
寒热转化	寒证化热	寒邪化热	初期的寒证消失，出现热证
	热证转寒	邪气过盛，耗伤正气，正不胜邪，阳气耗散	初期的热证消失，出现寒证
虚实转化	实证转虚	正气受损不御邪	实证消失，出现虚损证候
	因虚致实	正气不足，或气机运化无力，致气血阻滞，病理产物蓄积	以实证为主要矛盾的证，本虚标实

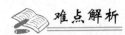

难点解析

一、对表证病位的理解

　　表证见于外感病初期，具有起病急、病位浅、病程短的特点。表证是正气抗邪于外的表现，不能简单地将表证理解为就是皮肤等浅表部位的病变，也不能机械地以为皮毛的病变就一定是表证。

二、对半表半里证的理解★★

　　半表半里证是指病变既非完全在表，又未完全入里，病

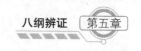

位处于表里进退变化之中，以寒热往来为主要表现的证。

三、重阴必阳、重阳必阴与阴盛格阳、阳盛格阴不同

阴盛格阳、阳盛格阴，论述的是阴阳格拒现象，是寒热真假问题。重阴必阳，重阳必阴，论述的是阴阳转化的问题。

阳盛格阴，是由于阳热邪气过盛，深伏于里，阳气被遏，闭郁于内而不能透达于外，使阴阳之气不相交通，互相格拒，出现内真热，外假寒的病理状态。阳热亢盛到了一定程度，不能和阴相维系，拒阴于外。阴盛格阳，指由于阴寒邪气盛，壅阻于内，排斥阳气于外，使阴阳之气不相顺接交通，相互格拒，出现内真寒、外假热的病理状态。体内阴寒过盛，格阳于外，阴阳寒热格拒，表现为内真寒外假热的证候。

重阴必阳，是指疾病的性质原属阴气偏胜，但当阴气亢盛到一定限度时，会出现阳的现象或向着阳的方向转化。重阳必阴，是指疾病的性质原属阳气偏胜，但当阳气亢盛到一定限度时，会出现阴的现象或向着阴的方向转化。

四、术语释义

二纲六变： 八纲中，以阴阳为二纲，以虚实表里寒热为六变，并以二纲统六变。

直中： 又称直中三阴。指伤寒病邪不经三阳经传变而直接侵犯三阴经，起病即见三阴经证候而无三阳经证候，如腹满吐利，肢冷脉迟，口不渴等。本章中"直中"指外邪直接入里，侵犯脏腑等部位。

　　戴阳：病证名，指下真寒而上假热的危重病证。因下元虚衰，真阳浮越所致。症见两颧色淡红如妆，游移不定，或口鼻作衄，或口燥齿浮，足胫逆冷，脉浮大，按之空虚无力，或微细欲绝等。

第六章 ▸ 病性辨证

教学目标

（一）六淫辨证

1. 掌握风淫证、寒淫证、暑淫证、湿淫证、燥淫证、火淫证的概念、临床表现。了解其证候分析。

（二）阴阳虚损辨证

1. 掌握阳虚证、阴虚证的概念、临床表现。了解其证候分析。

2. 掌握亡阳证、亡阴证的概念、临床表现、鉴别要点。了解其证候分析。

（三）气血辨证

1. 熟悉常见气病证型的分类。掌握气虚证、气陷证、气不固证、气脱证、气滞证、气逆证、气闭证的概念、临床表现、辨证要点。了解其证候分析。

2. 熟悉常见血病证型的分类。掌握血虚证、血脱证、血瘀证、血热证、血寒证的概念、临床表现、辨证要点。了解其证候分析。熟悉血瘀证的成因。

3. 熟悉常见的气血同病证型。掌握气血两虚证、气虚血瘀证、气不摄血证、气随血脱证、气滞血瘀证的概念、临床表现、辨证要点。了解其形成原因、证候分析。

（四）津液辨证

1.掌握津液亏虚证的概念、临床表现、辨证要点。了解其证候分析；了解津亏与液脱的差别。

2.掌握痰证的概念、临床表现、辨证要点。了解其证候分析。

3.掌握"痰饮、悬饮、支饮、溢饮"的概念、病位及临床表现、辨证要点。了解其证候分析。

4.熟悉病性"水"的特征、形成机理。掌握水停证的概念、临床表现、辨证要点。了解其证候分析。

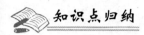 知识点归纳

一、六淫辨证（表6-1）

表6-1 六淫辨证归纳表

证型	病因病机	主要症状
风淫证	风邪侵入肤表、经络，卫外功能失常	恶风，微热，汗出，苔薄白，脉浮缓，或突起风团、瘙痒、麻木，肢体关节游走疼痛，面睑浮肿
寒淫证	寒邪侵袭机体，阳气被遏	恶寒肢冷，无汗，局部冷痛，舌苔白，脉紧或沉迟有力
暑淫证	感受暑热之邪，耗气伤津	夏季感受暑热之邪的病史，发热，汗出，口渴，疲乏，尿黄
湿淫证	感受外界湿邪，阻遏人体气机与清阳	身体困重，酸楚，痞闷，腻浊；舌苔滑腻，脉濡、缓或细
燥淫证	外感燥邪，耗伤津液	时值秋季或处于气候干燥的环境，具有口鼻、咽喉、皮肤等干燥不润的特点
火淫证	外感温热火邪，阳热内盛	新病突起，病势较剧，发热，口渴，便秘，尿黄，出血，舌红苔黄，脉数

二、阴阳虚损辨证（表6-2）★★★

表6-2　阴阳虚损辨证归纳表

证型	病因病机	主要症状
阳虚证	久病，或久居寒凉，或过服苦寒清凉之品，或气虚进一步发展，耗伤阳气，温养、推动、气化等功能减退	畏寒肢冷，小便清长，面色㿠白，常与气虚症状共见，舌淡胖嫩，苔白滑，脉沉迟无力
阴虚证	热病后期，或久病，或五志化火，或房劳，或过服温燥，耗伤阴液，或年老因亏，滋润、濡养等功能减退	口燥咽干，两颧潮红，五心烦热，潮热盗汗，舌红少苔，脉细数
亡阳证	阳虚进一步发展，或阴寒过盛，或大汗、亡血、失精，阳气衰微欲脱	四肢厥冷，冷汗淋漓，面色苍白，气息微弱，脉微欲绝
亡阴证	久病阴液亏虚发展而成，或高热、汗吐泻过度、失血过多、严重烧伤，致阴液暴失	汗出如油，身热口渴，面赤唇焦，脉细数疾，按之无力

三、气血辨证

气血辨证是根据气血的生理功能、病理特点，对四诊所收集的各种病情资料进行分析，归纳，以辨别疾病当前病理本质是否存在着气血病证的辨证方法。

气血辨证主要内容包括气病辨证、血病辨证、气血同病辨证。

（一）气病辨证

1.气虚类证（表6-3）★★★

表6-3　气虚类证归纳表

证型	病因病机		主要症状
气虚证	先天不足，或后天失养，或久病、重病、过劳、年老，元气不足，气的推动、固摄、防御、气化等功能失司	神疲乏力，少气懒言，脉虚，动则诸症加剧，舌质淡嫩，脉虚	气短，头晕目眩，自汗
气陷证	气虚升举无力而反下陷		自觉气坠，或久泄久痢，或内脏下垂
气不固证	气虚失其固摄之职		自汗，或出血，或二便失禁，或津液、精液、胎元不固
气脱证	气虚、气不固发展而来，或大汗、大吐、大泻、大失血，气随津脱、气随血脱		气息微弱，汗出不止，脉微

附：气虚导致的病理变化

气虚而机能减退，运化无权，推动无力，可导致营亏、血虚、阳虚、生湿、生痰、水停、气滞、血瘀，以及易感外邪等。同时，气虚可与血虚、阴虚、阳虚、津亏等兼并为病，而为气血两虚证、气阴两虚证、阳气亏虚证、津气亏虚证等。

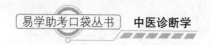

2. 气滞类证（表 6-4）★★★

表 6-4 气滞类证归纳表

证型	病因病机		主要症状
气滞证	情志不遂；或痰饮、瘀血、食积、虫积、砂石阻滞；或阴寒凝滞、湿邪阻碍、外伤络阻；或因阳气不足，脏气虚弱，运行乏力，气机阻滞	胀闷胀痛窜痛脉弦	症状时轻时重，部位不固定，胀痛常随情绪变化而增减，或随嗳气、矢气、太息等减轻
气逆证	气机升降失常，逆而向上		咳喘；或呃逆，嗳气，恶心，呕吐；或头痛，眩晕，甚至昏厥，呕血
气闭证	大怒、暴惊、忧思过极，或瘀血、砂石、痰浊，阻塞脉络，气机闭阻	突发神昏晕厥，或脏器绞痛，或二便闭塞

附：气滞导致的病理变化

气滞常可导致血行不畅而形成瘀血，若与瘀血相兼为病，则称气滞血瘀证；气机郁滞日久，可化热、化火，而形成火热证；气机不利，影响水液代谢而生痰、生湿、水停，可形成痰气互结、气滞湿阻、气滞水停等证。此外，气滞常是引起气逆证、气闭证的病理基础。

（二）血病辨证

1. 血虚类证（表6-5）★★★

表6-5　血虚类证归纳表

证型	病因病机	主要症状	
血虚证	血液化生不足或耗损过多，机体失养	面色淡白，头晕眼花，心悸	面、睑、唇、舌色淡白，脉细
血脱证	突然大量或长期反复出血，血液亡脱		有血液严重耗失病史，面色苍白，脉微或芤

附：血虚导致的病理变化

　　血液亏虚，不能濡养头目，上荣舌面，故面色淡白或萎黄，口唇、眼睑色淡，头晕眼花；血虚心失所养则心悸，神失滋养则失眠多梦；血少不能濡养筋脉、肌肤，故肢体麻木，爪甲色淡；女子以血为用，血虚致血海空虚，冲任失充，故月经量少、色淡、愆期甚或闭经；舌淡苔白，脉细无力均为血虚之象。

2. 血瘀证（表6-6）★★★

表6-6　血瘀证归纳表

证型	病因病机	主要症状
血瘀证	离经之血停于体内，或血行不畅，瘀血内阻	疼痛：痛如针刺、痛处拒按、固定不移、常在夜间痛甚
		肿块：在体表者，色呈青紫，在腹内者触之坚硬，推之不移
		出血：反复不止，色紫暗或夹有血块
		瘀血色脉征：肤色、舌色等青紫、斑点，脉涩或结、代等

3. 血热证（表 6-7）★★★

表 6-7　血热证归纳表

证型	病因病机	主要症状
血热证	外感热邪，或情志过激、过食辛辣燥热，化热生火，火热炽盛，热迫血分	咳血、吐血、衄血、尿血、便血、崩漏，兼实热症状，舌红绛，脉弦数

4. 血寒证（表 6-8）★★★

表 6-8　血寒证归纳表

证型	病因病机	主要症状
血寒证	寒邪客于血脉，凝滞气机，血行不畅	拘急冷痛，形寒，肤色紫暗，妇女痛经或月经愆期，兼实寒症状，舌淡紫，苔白润或滑，脉沉迟或弦紧或涩

5. 血脱证（表 6-9）★★★

表 6-9　血脱证归纳表

证型	病因病机	主要症状
血脱证	大量失血或长期反复出血，血虚进一步发展	面色苍白，头晕，眼花，心悸，舌淡或枯白，脉微或芤，兼血虚症状

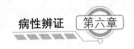

（三）气血同病辨证（表6-10）★★★

表6-10 气血同病辨证归纳表

证型	病因病机	主要症状	
气血两虚证	气血虚损，不能相互化生	气虚共症：神疲乏力，少气懒言，面色淡白，活动后加重	血虚症状
气虚血瘀证	气虚运血无力，血行瘀滞		血瘀症状
气不摄血证	气虚不能统摄血液而致出血		鼻衄、齿衄、皮下紫斑、吐血、便血、尿血、崩漏等各种出血
气随血脱证	外伤、异位妊娠破裂、产后大失血、妇女血崩、内脏破裂等大量失血，气随血脱	大量出血随即出现气少息微，大汗淋漓，脉微	
气滞血瘀证	气机阻滞，气血运行不畅，或血瘀导致气行阻滞	气滞证与血瘀证（共见）	

四、津液辨证（表6-11）★★★

表6-11 津液辨证归纳表

证型	病因病机	主要症状
津液亏虚证	高热、大汗、大吐、大泻、烧伤等，津液耗损过多，或饮水少，或气候干燥，或脏气虚衰，津液生化不足，机体失润	口渴，尿少，便干，口、鼻、唇、舌、咽喉、皮肤干燥，舌红少津，脉细数无力

续表

证型	病因病机		主要症状
痰证	痰浊停聚或流窜于脏腑、组织之间		咳吐痰多，胸闷，呕恶，眩晕，体胖，局部圆韧包块，舌苔腻，脉滑
饮证	饮邪停聚于胃肠、胸胁、心包、肺等部位	痰饮——饮停胃肠	脘腹痞胀，水声辘辘，泛吐清水
		悬饮——饮停胸胁	肋间饱满，咳唾引痛，支撑胀痛，胸闷息促
		支饮——饮停心肺	胸闷，咳吐清稀痰涎，心悸，息促不得卧
		溢饮——饮溢四肢	身体、肢节疼重
水停证	风邪外袭，肺气失宣，或湿邪侵袭，脾失运化，或久病、房劳，脾肾阳虚，无力气化水液，水液停聚		肢体浮肿，小便不利，或腹胀如鼓，周身困重，舌淡胖，苔白滑，脉濡或缓。

附：痰饮形成的原因、痰证病变范围广泛

痰饮多由外感六淫，或饮食与七情所伤等，使肺、脾、肾及三焦等脏腑气化功能失常，水液代谢障碍，以致水津停滞而成。痰证临床表现多端，故有"百病多因痰作祟""怪病多痰"之说。痰浊阻肺，宣降失常，肺气上逆，则见咳嗽，咯痰；肺气不利，则胸闷不舒；痰浊中阻，胃失和降，可见脘痞，纳呆，泛恶，呕吐痰涎等症；痰蒙清窍，则头晕目眩；痰湿泛于肌肤，则见形体肥胖，痰蒙心神，神昏、神乱；痰结皮下肌肉，凝聚成块，则身体某些部位可见圆滑柔韧的包块，如在颈部多为瘰疬、瘿瘤，在肢体多为痰核，在乳房多

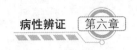

见乳癖；痰阻咽喉多见梅核气；痰停经络，气血不畅，可见肢体麻木、半身不遂；苔腻，脉滑，为痰浊内阻之象。

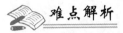

难点解析

一、阴虚火旺与戴阳、格阳的区别

阴虚火旺是体内阴虚导致的阳气偏亢而出现一系列虚热症状。戴阳是阳气因下焦虚寒而虚阳浮越于上，出现下真寒而上假热的证候。格阳是体内阴寒过盛，格阳于外，阴阳寒热格拒，表现为内真寒外假热的证候。

二、术语释义

食积证：病证名，多由脾胃运化失常所致。症见胸脘满闷或坚硬，有痞块，腹痛拒按，大便秘结，纳食减少，嗳腐吞酸，舌苔厚腻等。

虫积证：病证名，多指腹内虫积的病证。由饮食不洁，生虫成积所致。症见面黄肌瘦，或面有虫斑，腹部膨大，脘腹剧痛，痛处或在脐周，时痛时止，或有积块可以触及等。

脓证：热盛酿脓证，又称热盛肉腐证，邪热壅积，血肉腐败，酿成痈脓，以发热口渴，局部红肿灼痛、拒按，溃破流脓，舌红苔黄腻或黄腐，脉滑数等为常见症的证候。

第七章 ▶ 病位辨证

教学目标

（一）脏腑辨证

熟悉各脏腑病证的病变范围、病机特点、常见症状。掌握各脏腑常见证的概念、临床表现、辨证要点及相关证的鉴别。了解其证候分析。

（二）六经辨证

熟悉六经辨证的概念，六经病证的概念、临床表现、辨证要点。了解其证候分析。了解六经病证的传经、循经传、越经传、表里传、直中、合病、并病的概念。

（三）卫气营血辨证

熟悉卫气营血辨证的概念，卫分证、气分证、营分证、血分证的概念、临床表现、辨证要点。了解其证候分析。了解卫气营血证的顺传、逆传的概念。

（四）三焦辨证

熟悉三焦辨证的概念，上焦病证、中焦病证、下焦病证的概念、临床表现、辨证要点。了解其证候分析。了解三焦病证的顺传、逆传的概念。

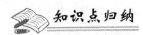
知识点归纳

一、脏腑辨证

（一）心与小肠病辨证

心病的主要病理为主血脉和藏神的功能失常，常见症状：心悸，怔忡，心痛，心烦，失眠，健忘，精神错乱，神志昏迷，以及某些舌体病变等。

小肠病变主要反映在泌别清浊功能和气机的失常，常见症状：腹胀，腹痛，肠鸣，腹泻或小便赤涩疼痛，小便浑浊等。

1. 心血虚证、心阴虚证（表7-1）★★★

表7-1 心血虚证、心阴虚证归纳表

证型	病因病机		主要症状
心血虚证	劳神、失血、久病，或生血不足，血液亏虚，心失所养	心悸失眠多梦	兼血虚症状，舌淡，脉细无力
心阴虚证	思虑劳神，或温热火邪，或肝肾阴亏，心阴不足，虚热内扰		心烦，兼阴虚症状，舌红少苔乏津，脉细数

2. 心气虚证、心阳虚证、心阳虚脱证（表7-2）★★★

表7-2　心气虚证、心阳虚证、心阳虚脱证归纳表

证型	病因病机	主要症状	
心气虚证	久虚久病，或劳倦过度，或先天不足，或年高气衰，心气不足，鼓动无力		怔忡，兼气虚症状，舌淡，脉虚
心阳虚证	心气虚进一步发展，或其他脏腑病证损伤心阳，心阳虚衰	心悸	怔忡，或心胸疼痛，兼阳虚症状，舌淡胖或紫暗，苔白滑，脉弱或结、代
心阳虚脱证	心阳虚进一步发展，或寒邪暴伤心阳，或痰瘀阻塞心脉，心阳暴脱		兼亡阳症状，出现胸痛，冷汗肢厥，神志模糊或昏迷，脉微欲绝

3. 心脉痹阻证（表7-3）★★★

表7-3　心脉痹阻证归纳表

证型	病因病机			主要症状
心脉痹阻证	心气心阳不足，运血无力，心脉阻痹	瘀阻心脉	心悸怔忡心胸憋闷疼痛	刺痛，兼血瘀症状，舌暗，青紫斑点，脉细、涩、结、代
		痰阻心脉		憋闷，兼痰阻症状，苔白腻，脉沉滑或沉涩
		寒凝心脉		痛剧，突然发作，遇寒加剧，得温痛减，兼寒凝症状，舌淡或青紫，苔白，脉沉迟或沉紧
		气滞心脉		胀痛，发作与精神因素有关，兼气滞症状，舌淡红，脉弦

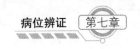

4. 瘀阻脑络证（图 7-1）★★★

头部外伤 ⎱ 瘀血阻塞脑络 ⎰ 头晕，头痛如刺，痛处固定，经久不愈，
或久痛入络 ⎰ 　　　　　　　⎱ 健忘，失眠，心悸，舌紫暗或有斑点，脉细涩

图 7-1　瘀阻脑络证归纳图

5. 痰蒙心神证、痰火扰神证（表 7-4）★★★

表 7-4　痰蒙心神证、痰火扰神证归纳表

证型	病因病机	主要症状	
痰蒙心神证	湿浊酿痰，或气郁生痰，或痰浊夹肝风内扰，蒙蔽心神	神志异常	神志抑郁、错乱，痴呆，昏迷，兼痰浊症状，苔白腻，脉滑
痰火扰神证	气郁化火，炼液为痰，或外感湿热、温热之邪，灼液为痰，痰火内扰		烦躁不宁，失眠多梦，甚或神昏谵语，狂躁，兼痰热症状，舌红，苔黄腻，脉滑数

6. 心火亢盛证、小肠实热证（图 7-2）★★★

心火亢盛证
情志化火，或火热内侵 ⎱ 久蕴化火，扰神迫血 ⎰ ⎡心烦，舌赤生疮，小便赤涩灼痛，
或过食辛辣、温补之品 ⎰ 　　　　　　⎰ ⎢兼实热症状，失眠，或狂躁谵语
　　　　　　　　　　　 心经有热 ⎰ ⎣吐血、衄血，舌红，苔黄，脉数

小肠实热证
　　　心经有热　下移小肠　热迫膀胱，气化失司

⎡小便赤涩灼痛，心烦，舌赤生疮，
⎢兼实热症状
⎣尿血，舌红，苔黄，脉数

图 7-2　心火亢盛证、小肠实热证归纳图

（二）肺与大肠病辨证

肺病的主要病理为宣发、肃降功能失常，常见症状：咳嗽，气喘，咯痰，胸闷胸痛，咽喉疼痛，声音嘶哑，喷嚏，鼻塞，流涕等。

大肠病的主要病理为传导功能失常，常见症状：便秘，泄泻等。

1.肺气虚证（图7-3）★★★

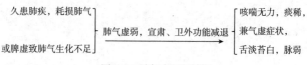

图7-3　肺气虚证归纳图

2.肺阴虚证（图7-4）★★★

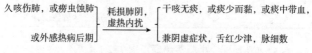

图7-4　肺阴虚证归纳图

2.风寒犯肺证、风热犯肺证、燥邪犯肺证（表7-5）★★★

表7-5　风寒犯肺证、风热犯肺证、燥邪犯肺证归纳表

证型	病因病机			主要症状
风寒犯肺证	风寒侵犯肺卫	肺卫失宣	咳嗽	痰稀色白，兼风寒表证症状，苔薄白，脉浮紧
风热犯肺证	风热侵犯肺卫			痰稠色黄，兼风热表证症状，舌尖红，苔薄黄，脉浮数
燥邪犯肺证	燥邪侵犯肺卫			干咳无痰，或痰少而黏，兼燥淫证症状，苔薄干，脉浮数或浮紧

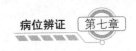

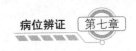

3. 肺热炽盛证、痰热壅肺证、寒痰阻肺证（表 7-6）★★★

表 7-6　肺热炽盛证、痰热壅肺证、寒痰阻肺证归纳表

证型	病因病机		主要症状
肺热炽盛证	里实热	风热入里，或风寒入里化热，蕴结于肺，肺失清肃	胸痛，气息灼热，兼里实热症状，舌红，苔黄，脉数
痰热壅肺证		邪热犯肺，热伤肺津，炼液成痰，或宿痰郁久化热，热痰壅肺，肺失清肃	咳嗽气喘 息粗，痰黄稠量多，或脓血腥臭痰，兼里实热证症状，舌红，苔黄腻，脉滑数
寒痰阻肺证	里实寒	宿痰复感寒邪，或寒湿袭肺，湿聚成痰，寒痰交阻，肺失宣降	痰多色白，兼寒证症状，舌淡，苔白腻或白滑，脉濡缓或滑

4. 饮停胸胁证（图 7-5）★★★

阳虚气不化水 或外邪袭肺，通调失职 } 水饮停于胸胁 气机不畅 { 胸廓饱满，胸胁胀闷或痛，兼饮停症状，苔白滑，脉沉弦

图 7-5　饮停胸胁证归纳图

5. 风水搏肺证（图 7-6）★★★

风邪侵犯肺卫 通调失职 } 风遏水阻 泛溢肌肤 { 骤起面睑浮肿，继及全身，兼卫表症状，苔薄白或薄黄，脉浮紧或浮数

图 7-6　风水搏肺证归纳图

6. 大肠湿热证（图7-7）★★★

外感暑湿热毒
或饮食不洁
湿热蕴结于大肠
阻滞气机
→
腹痛，泄泻，肛门灼热，或暴注下泻，色黄，
味臭，或下利赤白脓血，里急后重，
兼湿热症状，舌红，苔黄腻，脉滑数或濡数

图7-7　大肠湿热证归纳图

7. 肠热腑实证、肠燥津亏证（表7-5）★★★

表7-5　肠热腑实证、肠燥津亏证归纳表

证型	病因病机	主要症状
肠热腑实证	燥热内结肠道，燥屎内结，腑气不通	大便秘结 腹部硬满疼痛、拒按，兼有里热炽盛的症状
肠燥津亏证	大肠阴津亏虚，肠失濡润，传导失职	状如羊屎，腹胀作痛，舌红少津，苔黄燥，脉细涩

8. 肠虚滑泻证（图7-8）★★★

久泻久痢
损伤阳气
大肠失固
→
大便滑脱不禁

兼阳虚症状，舌淡，苔白滑，脉弱

图7-8　肠虚滑泻证归纳图

9. 虫积肠道证（图7-9）★★★

饮食不洁，虫卵入口
蛔虫等积滞肠道
阻滞气机
→
腹痛，面黄体瘦，大便排虫
或兼气滞症状

图7-9　虫积肠道证归纳图

（三）脾与胃病辨证

脾病主要病理为运化、升清、统血功能失常，常见症状：腹胀、便溏、食欲不振、浮肿、内脏下垂、慢性出血等。

胃病主要病理为受纳、和降、腐熟功能障碍，常见症状：胃脘胀满或疼痛，嗳气，恶心，呕吐，呃逆等。

1.脾气虚证、脾虚气陷证、脾阳虚证、脾不统血证（表7-6）★★★

表7-6 脾气虚证、脾虚气陷证、脾阳虚证、脾不统血证归纳表

证型	病因病机	主要症状	
脾气虚证	饮食不节，或劳倦思虑，或禀赋不足，或年老体衰，或久病耗伤，脾气不足，运化失职	纳少腹胀便溏兼气虚症状	或浮肿，或消瘦，或肥胖，面色萎黄，舌淡，苔白，脉缓或弱
脾虚气陷证	脾气虚进一步发展，或久泄久痢、劳累太过、产后失调，脾气亏虚，升举无力，清阳下陷		眩晕，久泻，脘腹重坠，内脏下垂，舌淡，苔白，脉缓或弱
脾阳虚证	脾气虚加重，或过食生冷、过用苦寒、外寒直中，或命门火衰，脾阳不足，阴寒内生		腹痛，喜温喜按，大便清稀，兼阳虚症状，舌淡胖或有齿痕，苔白滑，脉沉迟无力
脾不统血证	久病劳倦，或忧思日久，损伤脾气，脾虚失摄，血溢脉外		各种出血，妇女月经过多，或崩漏，舌淡，苔白，脉细弱

2. 湿热蕴脾证、寒湿困脾证（表 7–7）★★★

表 7–7 湿热蕴脾证、寒湿困脾证归纳表

<table>
<tr><th>证型</th><th colspan="2">病因病机</th><th colspan="2">主要症状</th></tr>
<tr><td>湿热蕴脾证</td><td>外感湿热，或嗜食肥甘厚味，湿热内蕴中焦</td><td rowspan="2">脾失健运</td><td rowspan="2">腹胀纳呆便溏恶心身重</td><td>或面目发黄、色鲜明，兼湿热症状，舌红，苔黄腻，脉濡数</td></tr>
<tr><td>寒湿困脾证</td><td>外感寒湿，或过食肥甘、生冷，寒湿内蕴中焦</td><td>或身目发黄，黄色晦暗如烟熏，兼寒湿症状，舌淡胖，苔白腻，脉濡缓或沉细</td></tr>
</table>

3. 胃气虚证、胃阳虚证（表 7–8）★★★

表 7–8 胃气虚证、胃阳虚证归纳表

<table>
<tr><th>证型</th><th>病因病机</th><th colspan="2">主要症状</th></tr>
<tr><td>胃气虚证</td><td>饮食不节，或劳倦久病，损伤胃气，胃失和降</td><td rowspan="2">胃脘痞满纳少嗳气</td><td>胃脘痞满，隐痛喜按，兼气虚症状，舌淡，脉弱</td></tr>
<tr><td>胃阳虚证</td><td>嗜食生冷，过用苦寒，或脾胃素弱，或久病失养，胃阳不足，虚寒内生</td><td>胃脘冷痛，喜温喜按，兼阳虚症状，舌淡胖嫩，脉沉迟无力</td></tr>
</table>

4. 胃热炽盛证、胃阴虚证（表7–9）★★★

表7-9　胃热炽盛证、胃阴虚证归纳表

证型	病因病机		主要症状
胃热炽盛证	过食辛热、肥甘、温燥，或情志化火，或邪热犯胃，胃火亢盛	胃的热证，脘痛口渴脉数	实热证：胃脘灼痛，消谷善饥，兼实热症状，舌红，苔黄，脉滑
胃阴虚证	热病后期，或气郁化火，或吐泻太过，或过食辛温香燥，胃阴不足，虚热内生		虚热证：胃脘隐隐灼痛，饥不欲食，兼阴虚症状，舌红少苔，脉细

5. 寒滞胃脘证（图7–10）★★★

过食生冷或寒邪犯胃 → 寒凝胃肠阻滞气机 → 胃脘冷痛，恶心呕吐，兼实寒症状／舌淡苔白润，脉弦紧或沉紧

图7-10　寒滞胃脘证归纳图

6. 食滞胃脘证（图7–11）★★★

暴饮暴食或素体胃气虚弱 → 饮食停滞胃脘 → 胃脘胀满疼痛，嗳腐吞酸，呕吐酸馊／泻下臭秽，兼气滞症状，苔厚腻，脉滑

图7-11　食滞胃脘证归纳图

（四）肝与胆病辨证

肝病的主要病理为疏泄与藏血功能失常，常见症状：胸胁、少腹胀痛或窜痛，情志抑郁或易怒，头晕胀痛，肢体震颤，手足抽搐，以及目部症状，月经不调，阴部症状等。

胆病的主要病理为贮藏和排泄胆汁功能失常，常见症状：胆怯易惊，惊悸不宁，口苦，黄疸等。

1.肝血虚证、肝阴虚证（表7-10）★★★

表7-10　肝血虚证、肝阴虚证归纳表

证型	病因病机	主要症状	
肝血虚证	脾胃虚弱，或肾精亏少，生化不足，或久病，或失血，营血亏虚，肝血不足，机体失养	眩晕视力减退	肢体麻木，兼血虚症状，舌淡白，脉细
肝阴虚证	情志不遂，气郁化火，或热病后期，或肾阴不足，水不涵木，或过服辛燥，肝阴不足，虚热内扰		目涩，胁肋隐痛，兼阴虚症状，舌红少苔，脉弦细数

2.肝郁气滞证、肝火炽盛证、肝阳上亢证（表7-11）★★★

表7-11　肝郁气滞证、肝火炽盛证、肝阳上亢证归纳表

证型	病因病机	主要症状	
肝郁气滞证	情志不遂，郁怒伤肝，或病邪侵扰，肝失疏泄，气机郁滞	情志抑郁，善太息，胸胁、少腹胀痛，兼气滞症状，苔薄白，脉弦	
肝火炽盛证	情志化火，或外感火热，或嗜烟酒辛辣，肝经火盛，气火上逆	头目胀痛眩晕耳鸣面红目赤急躁易怒失眠多梦	胁痛，兼实热症状，舌红，苔黄，脉弦数
肝阳上亢证	肝肾阴亏，肝阳亢逆，或气郁化火，暗耗阴液，阴不制阳，阳亢于上		头重脚轻，腰膝酸软，舌红少津，脉弦或弦细数

3.肝风内动证（表7-12）★★★

表7-12 肝风内动证归纳表

证型		病因病机		主要症状
肝风内动证	肝阳化风证	素体肝肾阴液不足，或久病，或肝火内伤营阴，阴不制阳，阳亢化风	"动摇"症状：眩晕、麻木、抽搐、震颤	眩晕头痛，肢体震颤，口眼喝斜，半身不遂，舌红，苔腻，脉弦
	热极生风证	外感温热，邪热燔灼筋脉，热闭心神，引动肝风		高热神昏，颈项强直，四肢抽搐，角弓反张，牙关紧闭，舌红绛，苔黄燥，脉弦数
	阴虚动风证	肝阴虚证进一步发展，或外感热病后期，或久病伤阴，阴液亏虚，筋脉失养，虚风内动		手足震颤或蠕动，兼阴虚症状，舌红少苔，脉弦细数
	血虚生风证	肝血不足，营血亏虚，筋脉失养，虚风内动		手足震颤，肌肉眴动，肢体麻木，兼血虚症状，舌淡苔白，脉细或弱

4.寒凝肝脉证（图7-12）★★★

寒邪侵袭 凝滞肝经 → 气血不畅 筋脉拘急 → 少腹、前阴、颠顶冷痛，兼实寒症状

舌淡，苔白，脉沉弦或沉紧

图7-12 寒凝肝脉证归纳图

5. 胆郁痰扰证（图 7-13）★★★

情志不遂，气郁生痰 ┐ 痰热内扰 ┌ 惊悸失眠，胆怯易惊，烦躁不安
蕴久化热　　　　　　┘ 胆气不宁 └ 兼痰热症状，舌红，苔黄腻，脉弦数

图 7-13　胆郁痰扰证归纳图

（五）肾与膀胱病辨证

　　肾病的主要病理为生长、发育迟缓，生殖功能障碍，水液代谢失常等。常见症状：腰膝酸软或痛，眩晕耳鸣，发育迟缓，智力低下，发白早脱，牙齿动摇，男子阳痿遗精、精少不育，女子经少经闭、不孕，以及水肿，二便异常，呼多吸少等。

　　膀胱病的主要病理为贮尿、排尿功能失常。常见症状：小便频急涩痛，尿闭及遗尿，小便失禁等。

1. 肾阳虚证、肾虚水泛证（表 7-13）★★★

表 7-13　肾阳虚证、肾虚水泛证归纳表

证型	病因病机	主要症状	
肾阳虚证	素体阳虚，或年老、久病、房劳损伤肾阳，肾阳不足，温煦功能减退	腰膝酸冷，兼阳虚症状	性欲减退，不育或不孕，夜尿多，舌淡，苔白，脉沉细无力，尺脉尤甚
肾虚水泛证	素体阳气虚弱，久病及肾，或房劳伤肾，肾阳亏虚，气化失司，水湿泛溢		浮肿，腰以下为甚，小便短少，舌淡胖，苔白滑，脉沉迟无力

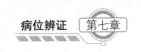

2. 肾阴虚证、肾精不足证（表 7-14）★★★

表 7-14 肾阴虚证、肾精不足证归纳表

证型	病因病机		主要症状
肾阴虚证	久病，或温热病后期，或过服温燥，或房事不节，耗伤肾阴，虚热内扰	腰膝酸软 耳鸣	男子遗精，女子月经失调，兼阴虚症状，舌红少苔或无苔，脉细数
肾精不足证	先天不足，后天失养，或久病、房劳伤肾，肾精不足		小儿生长发育迟缓，成人生育机能低下，早衰，舌淡苔白，脉弱

3. 肾气不固证（图 7-14）★★★

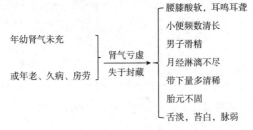

图 7-14 肾气不固证归纳图

4. 肾不纳气证（图 7-15）★★★

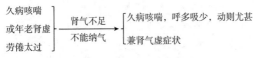

图 7-15 肾不纳气证归纳图

5. 膀胱湿热证（图 7-16）★★★

外感湿热 → 湿热内生
或饮食不节 → 蕴结膀胱 → 尿频，尿急，尿道灼痛，尿短黄
兼湿热症状，舌红，苔黄腻，脉滑数

图 7-16　膀胱湿热证归纳图

（六）脏腑兼病辨证

1. 心肺气虚证、脾肺气虚证（表 7-15）★★★

表 7-15　心肺气虚证、脾肺气虚证归纳表

证型	病因病机	主要症状	
心肺气虚证	久咳伤肺及心，或心气不足，导致肺气虚，或年老体虚、劳倦太过，耗扰心肺之气	咳嗽，气喘，咯痰清稀，兼气虚症状	心悸，胸闷，舌淡，苔白，脉弱或结、代
脾肺气虚证	久咳伤肺及脾，或饮食劳倦，伤脾及肺，脾失健运，肺失宣降		食少，腹胀，便溏，舌淡，苔白滑，脉弱

2. 心脾两虚证、心肝血虚证（表 7-16）★★★

表 7-16　心脾两虚证、心肝血虚证归纳表

证型	病因病机	主要症状	
心脾两虚证	久病失养，或思虑过度，或饮食不节，或慢性失血，气血亏耗，脾气亏虚，心血不足	心悸，怔忡，失眠多梦，眩晕，兼血虚症状	食少，腹胀，便溏，慢性出血，兼气虚症状，舌淡嫩，脉弱
心肝血虚证	思虑、失血过多，或气血化源不足，或久病亏损，营血亏少，心肝失养		爪甲不荣，肢体麻木，视物模糊，舌淡，苔白，脉细

3. 肺肾阴虚证、肝肾阴虚证（表7-17）★★★

表7-17 肺肾阴虚证、肝肾阴虚证归纳表

证型	病因病机	主要症状	
肺肾阴虚证	久病咳喘、痨虫、燥热损伤肺阴，或久病、房劳伤肾，肺肾阴液亏虚，虚热内扰	腰膝酸软，遗精，兼虚热症状，舌红少苔，脉细数	干咳少痰，或痰中带血
肝肾阴虚证	久病失调，或情志内伤，或房劳、温热病久，肝肾阴虚，虚热内扰		胸胁隐痛，眩晕耳鸣，两目干涩

4. 心肾阳虚证、脾肾阳虚证（表7-18）★★★

表7-18 心肾阳虚证、脾肾阳虚证归纳表

证型	病因病机	主要症状	
心肾阳虚证	心阳虚衰，久病及肾，或肾阳亏虚，气化无权，水气凌心	腰膝酸冷，肢体浮肿，小便不利，兼虚寒症状，舌淡胖，苔白滑	心悸怔忡，唇甲青紫，脉弱
脾肾阳虚证	久病耗伤脾肾之阳，或久泄久痢，或水邪久踞，脾肾阳虚，虚寒内生		久泄久痢，或五更泄泻，完谷不化，便质清冷，脉沉迟无力

▲ 5. 心肾不交证（表7-19）★★★

表7-19 心肾不交证归纳表

证型	病因病机	主要症状
心肾不交证	久病、房劳，耗伤肾阴，不能上奉于心，心火偏亢；或情志化火伤阴，心火内炽，不能下交于肾；或心火独亢，不能下温肾水，水火既济失调	心烦，失眠，腰膝酸软，耳鸣，梦遗，兼虚热或虚寒症状

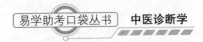

6.肝胃不和证、肝郁脾虚证（表 7-20）★★★

表 7-20　肝胃不和证、肝郁脾虚证归纳表

证型	病因病机	主要症状	
肝胃不和证	情志不舒，肝气郁结，横逆犯胃，肝失条达，胃失和降	胸胁胀痛，善太息，情志抑郁，或急躁易怒	胃脘胀痛、痞满，嗳气，呃逆，吞酸，舌淡红，苔薄白或黄，脉弦
肝郁脾虚证	郁怒伤肝乘脾，或饮食劳倦伤脾侮肝，脾失健运，肝失疏泄		食少，腹胀，便溏，苔白，脉弦或缓

7.肝火犯肺证（图 7-17）★★★

郁怒伤肝　肝火犯肺　胸胁灼痛，急躁易怒，咳嗽阵作或咳血
邪热内蕴　肺失清肃　兼实热症状，舌红，苔薄黄，脉弦数

图 7-17　肝火犯肺证归纳图

8.肝胆湿热证（图 7-18）★★★

外感湿热　　　　　　　胁肋胀痛，身目发黄（肝胆湿热）
嗜食肥甘　湿热内生，熏蒸肝胆　阴部瘙痒带下黄臭（肝经湿热）
或脾胃失运　　疏泄失职　兼湿热症状，舌红，苔黄腻，脉弦滑数

图 7-18　肝胆湿热证归纳图

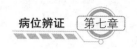

二、六经辨证

（一）辨六经病证

1. 太阳病证、阳明病证、少阳病证（表 7–21）

表 7–21　太阳病证、阳明病证、少阳病证归纳表

证型			病因病机	主要症状
太阳病证	太阳经证	太阳中风证	风寒之邪（风为主）侵袭太阳经，卫强营弱	发热，恶风，汗出，脉浮缓
		太阳伤寒证	风寒之邪（寒为主）侵袭太阳经，卫阳被遏，营阴郁滞	恶寒，无汗，头身疼痛，脉浮紧
	太阳腑证	太阳蓄水证	太阳经证未解，病邪内传膀胱，膀胱气化不利，水液停蓄	小腹满，小便不利，兼太阳经证症状
		太阳蓄血证	太阳经证失治，邪热内传，与瘀血相结于少腹	少腹急结或硬满，小便自利，大便色黑
阳明病证	阳明经证		阳明热盛，弥漫全身，肠中无燥屎	壮热，汗出，口渴，脉洪大
	阳明腑证		邪热内炽阳明，与燥屎互结，阻滞肠道	潮热汗出，腹满硬痛，大便秘结，苔黄燥，脉沉实
少阳病证			太阳经证不解，邪传少阳，或厥阴病转出少阳，或外邪直入少阳，枢机不利	寒热往来，胸胁苦满，口苦，咽干，目眩，脉弦

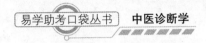

2. 太阴病证、少阴病证、厥阴病证（表 7-22）

表 7-22　太阴病证、少阴病证、厥阴病证归纳表

证型		病因病机	主要症状
太阴病证		三阳病失治、误治，损伤脾阳，邪传太阴，或脾阳素虚，风寒直中太阴	腹满时痛，自利，口不渴，兼虚寒症状
少阴病证	少阴寒化证	邪入少阴，心肾阳虚，从阴化寒，阴寒独盛	无热恶寒，但欲寐，四肢厥冷，下利清谷，呕不能食，脉微细
	少阴热化证	邪入少阴，心肾阴虚，从阳化热	心烦不得眠，口燥咽干，舌尖红少苔，脉细数
厥阴病证		伤寒病发展传变后期，阴阳寒热错杂，厥热胜复	消渴，气上撞心，心中疼热，饥而不欲食，食则吐蛔

（二）六经病证的传变

六经病证循着一定的趋向发展，在一定的条件下发生转变，谓之传变。表现为传经、直中、合病、并病四种方式。

传经：病邪从外侵入，由表及里，或正气复来，由里出表，由某一经病证转变为另一经病证，包括：循经传、越经传、表里传。

直中：外感病邪不从阳经传入，而直接侵袭阴经者。

合病：疾病发病之初，两经或三经的病证同时出现。

并病：凡一经病证未罢，又出现另一经病证，两经病证合并出现。

三、卫气营血辨证

（一）辨卫气营血证（表7-23）

表7-23　卫气营血辨证归纳表

证型		病因病机	主要症状
卫分证		温热病邪侵袭肌表，卫气功能失常	发热，微恶风寒，舌边尖红，脉浮数
气分证		温热病邪内传脏腑，正盛邪炽，阳热亢盛	发热，不恶寒，反恶热，汗出，口渴，舌红苔黄，脉数有力
营分证		温热病邪内陷，营阴受损，心神被扰	身热夜甚，心烦不寐，斑疹隐隐，舌红绛，脉细数
血分证	血分实热证	温热病邪深入血分，闭扰心神，迫血妄行，或燔灼肝经	身热夜甚，躁扰神昏，舌质深绛，脉弦数，与出血或动风症状共见
	血分虚热证	血热久羁，耗伤肝肾之阴，机体失养	低热持续不退，形体干瘦，或手足蠕动、瘈疭

（二）卫气营血证的传变

温热病的整个发展过程，实际上就是卫气营血病证的传变过程，包括顺传和逆传两种形式。

顺传：温热病邪按卫分→气分→营分→血分的次序传变。顺传是温病发展演变的一般规律。

逆传：温热病邪不按上述次序及规律传变，如邪入卫分后，不经气分阶段而直接深入营分、血分，出现神昏、谵语等重笃病情。

四、三焦辨证（表7-24）

表7-24　三焦辨证归纳表

证型	病因病机		主要症状
上焦病证	温热之邪侵袭手太阴肺经和手厥阴心包经	邪犯肺卫——肺卫同时受邪	发热，微恶风寒，舌边尖红，脉浮数
		邪热壅肺——肺脏受邪	但热不寒，咳喘，苔黄，脉数
		邪陷心包——温热之邪逆传心包	高热，神昏，谵语，舌謇，肢厥，舌红绛
中焦病证	温热之邪侵袭中焦脾胃，邪从燥化或从湿化	阳明燥热——邪入阳明，化燥伤津	身热，腹满，便秘，苔黄燥，脉沉实有力
		太阴湿热——邪入太阴，从湿而化	身热不扬，头身困重，脘痞欲呕，苔黄腻，脉濡数
下焦病证	温热之邪侵袭下焦，劫夺肝肾之阴	肾阴亏虚	身热颧红，神倦耳聋，兼阴虚症状
		肝阴亏虚	手足蠕动、瘛疭，心中憺憺大动，兼阴虚症状，舌绛苔少，脉虚

五、经络辨证

（一）辨十二经脉病证

1.经络循行部位的症状　经脉受邪，经气不利，所现病证多与其循行部位有关。

2.经络及所属脏腑症状 所属脏腑的病候与经脉循行部位的症状相兼。

3.多经合病的症状 一经受邪，可影响其他经脉，表现为多经合病的症状。

（二）辨奇经八脉病证

奇经八脉：冲、任、督、带、阳跷、阴跷、阳维、阴维八条经脉。

奇经八脉的病证，由其循行的部位和具有的特殊功能所决定。

冲、任、督脉的病证，常与人的先、后天真气有关，并常反映为生殖功能的异常；带脉病证常见腰脊绕腹而痛、子宫脱垂、赤白带下等；阴阳跷脉病证多表现为肢体痿痹无力、运动障碍；阳维脉病证多见寒热，阴维脉病证多见心胸、脘腹、阴中疼痛。

难点解析

一、肝胆湿热证、湿热蕴脾证之辨析★★

肝胆湿热证是肝胆脏腑本部及肝胆经循行部位有湿热之邪，留恋蕴蒸所形成的证。湿热蕴脾证是湿热蕴结脾胃，脾失健运，胃失纳降而形成的证。

两证均属湿热证，但其病因、病机及病位不尽相同。肝胆湿热证的病变在肝胆，湿热蕴脾证病变在脾胃。肝胆湿热证可出现腹胀呕恶、纳呆,但主要见肝胆疏泄失常、胆气上逆的胁肋胀痛、口苦,身目发黄,或阴部潮湿、瘙痒、湿疹,阴器肿痛,带下黄臭,苔黄腻、脉弦滑数等症。湿热蕴脾证表现为脘腹胀闷、纳呆、恶心欲呕,且有肢体困重,大便溏泄、泄而不爽,小便短黄,舌红苔黄腻、脉濡数等症。

二、湿热蕴脾证与大肠湿热证的关系与比较

湿热蕴脾证与大肠湿热证,均属湿热为病,可见口渴、尿黄、舌红、苔黄腻、脉滑数等症。但前者病势略缓,除有腹胀、纳呆、呕恶、便溏等胃肠症状外,并有身热不扬、汗出热不解、肢体困重、口黏、渴不多饮,或有黄疸、肤痒等症状;后者则病势较急,病位以肠道为主,腹痛、腹泻,或暴注下泻,或下痢脓血、里急后重等为突出表现。

三、对胆郁痰扰证的理解★★

胆郁痰扰证是指痰热内扰,胆气不宁,以胆怯易惊、心烦失眠及痰热症状为主要表现的证。本证多因情志不遂,气郁生痰,蕴久化热,痰热互结,内扰心神,胆气不宁,心神不安所致。

胆郁痰扰证的病机较复杂,病位涉及胆、胃、心神,病性有郁、热、痰。痰热内扰,胆气不宁,失于决断,故惊悸失眠,胆怯易惊,烦躁不安,处事犹豫不决;胆热犯胃,气逆于上,则口苦呕恶;胆失疏泄,气机不利,则胸闷胁胀;痰阻清阳,火扰清窍,故眩晕耳鸣;舌红苔黄腻,脉弦数为痰热内盛之症。

四、肾气不固有五个方面的不固

肾气不固是肾病的常见证型。因年幼而肾气不充、先天不足，或劳倦内伤、肾气大伤，或年高而肾气衰惫，或久病气虚伤及于肾，以致肾气亏虚，封藏固摄之权失职时，除可有腰膝酸软、耳鸣等肾虚的一般症状外，主要以下元不固为证候特点，可表现为精液、经带、胎儿、小便、大便等不能控摄。

1. 精液不固 肾虚封藏失职，在男子主要表现为精关不固，见遗精、滑精、早泄等症。

2. 经带不固 肾虚冲任亏损，在女子可以表现为带下清稀量多，或月经淋漓不尽，甚至血崩漏下等症。

3. 胎气不固 由于肾虚血海不足，带脉失固，胎气不举，则易出现胎动不安，滑胎、小产，或怀孕而见阴道漏血等病变。

4. 小便不固 由于肾气亏虚，膀胱失约，故小便失禁，或尿后余溺不尽，或夜间遗尿等。多见于小儿肾气未充，或年高体弱，或病久肾气极其亏虚者，急性病中出现神志昏迷而小便失禁者则不属此类。

5. 大便不固 肾关失约，不能固摄后阴，可表现为久泄不止，滑泄失禁，或五更泄泻等症。

肾气不固证以下元不固的症状为特征性表现，阴虚而热、阳虚而寒的症状一般均不甚明显。若并有畏寒肢冷，或烦热咽干等阳虚或阴虚证候者，则辨证应有阳虚或阴虚的诊断。

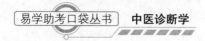

五、心肾不交的病理本质★★

心肾不交证的临床表现，主要有心烦失眠、心悸多梦、头晕耳鸣、腰膝酸软、梦遗、潮热盗汗、舌红少苔、脉细数等。其病机一般解释为肾水不能上济于心火，心火偏亢而下耗肾阴。由于肾阴亏虚，不能上养心阴，心火偏亢，水不济火，扰动心神，则见心烦、心悸、失眠、多梦，其因在下而症见于上；心阳偏亢，耗伤肾阴，肾阴亏虚，腰膝失养，则见腰酸膝软，虚火内炽，扰动精室，精关不固，则梦遗，其因在上而症见于下。如此上下互相影响，形成恶性循环，肾阴不足而心火偏亢。

另外临床如出现心烦，心悸，失眠，多梦，腰膝酸冷，滑精早泄，腰以下厥冷等症状也是一种心肾不交证，习惯称之为"上热下寒"，其病理机制为心火独亢，不能下温肾水，使肾水独寒，故现一派上部心热，下部肾寒的症状表现。

第八章 ▶ 中医诊断思维与应用

教学目标

了解以病、证、症结合的中医诊疗体系，熟悉四诊思维和临床辨证思维，掌握四诊合参和各种辨证方法的综合应用，能够应用中医思维对临床常见证进行分析判断。

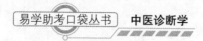

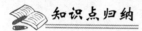 知识点归纳

一、中医诊断基本思维方法

中医诊断的基本思维方法包括比较法、类比法、分类法、归纳法、演绎法、反证法、模糊判断法等。

二、中医诊断的思维过程

四诊是采集临床信息的手段和方法，辨证是根据采集的信息辨别为某一特定的证。

（一）四诊信息的采集与分析

1. 必要性资料 这类资料对某些疾病或证的诊断是不可或缺的，一旦缺失就不能诊断为该病或该证。

2. 特征性资料 这类资料仅见于某种病或证，而不见于其他的病或证，但该种病证又并非都出现这类症状。

3. 偶见性资料 这类资料在某一病证中的出现概率较小，只具有可能性，随个体差异、病情变化而定。

4. 一般性资料 指某类症状对某病证的诊断既非必备性又非特异性，只是作为诊断的参考。

5. 否定性资料 指某些症状或阴性资料，对于某些病或证的诊断具有否定意义。

（二）辨证方法的综合应用

1. 辨证诸法的关系

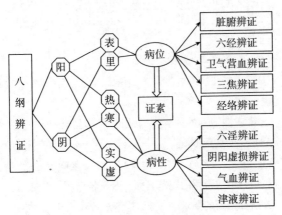

图 8-1　辨证方法之间的关系

2. 辨证素

（1）辨证素的概念　证素，即证的要素，指辨证所要辨别的脾、肾、肝、胃等病位和气虚、血瘀、痰、寒等病性。证素是通过对证候的辨识而确定的病理本质，是构成证名的基本要素。

辨证素是在中医学理论指导下，对证候及相关资料进行分析，辨别疾病当前的病位和病性证素，并做出证名诊断的思维过程和方法。

（2）证素的基本特征

①证素为具体诊断单元：证素是诊断中不能再分解的具体诊断单元，是构成证名的基本要素。

②证素根据中医学理论确定：证素必须与整个中医学的理论体系相对应，证素的确定必须遵循约定俗成的原则。

③证素有相应的治法方药：临床诊断经常使用的病位、病性证素大多有相应的治法方药，对临床诊疗具有直接指导意义。

（3）常见的证素辨识

①辨病位证素的内容：辨病位证素即辨别病变现阶段的位置。

②辨病性证素的内容：病性证素，是指证的本质属性，是疾病当前的病理本质。

（4）规范证名的构成　病位与病性证素确定之后，把它们进行组合形成常用的规范名称，即证名。

3. 辨证诊断的要求

（1）内容要准确全面　一个规范的证名，应当包括病位和病性。

（2）证名要精炼规范　证名力求简洁扼要、精炼确切、结构严谨、符合逻辑。

（3）证候变则证名亦变　病情的变化，有可能提示病变本质已有差异，因此，一旦证候变化，证名诊断也应该随之变化。

（4）不受证型拘泥　临床较为常见、典型的证，可称为证型。书本所列各证，都是公认的、常用的、规范典型的证（型）。但临床上单纯的证少，更多的表现为数证兼夹、复合的形式，因此临床辨证不能墨守成规、生搬硬套，要突破证型的局限，根据实际证候，概括出正确的证名。

（三）疾病诊断的思路和方法

1. 疾病诊断的意义

（1）把握病变规律　每一种病都有各自的本质与规律，其病因可查，病机可究，规律可循，治法可依，预后可测。

（2）针对疾病治疗　确定了病名，便可根据该病的特点与规律将辨证的范围大致限定于其常见的证型中，从而缩小辨证的范围，减少辨证的盲目性。

2. 疾病诊断的一般途径

（1）主要依据发病特点辨病　患者年龄、性别、发病特点不同，常提示或缩小诊病的范围。

（2）主要依据病因病史辨病　确定导致疾病发生的特殊原因，对疾病的诊断极为有益。

（3）主要依据主症或特征症辨病　主症及特征症是许多疾病诊断的主要线索和依据。

（4）主要依据特发人群辨病

三、中医诊断思维的应用

（一）辨症

症包括症状和体征，除此之外，中医学的诊断依据还包括了和疾病发生发展相关的因素。

1. 症的有无　四诊合参是保证四诊信息可靠性的前提，四诊信息不准确常导致误诊或漏诊的发生。

2. 症的轻重　病的临床表现十分复杂，对症的轻重的判断是把握疾病的主要矛盾和矛盾主要方面的重要依据。

3. 症的真假　由于疾病的复杂性，临床所表现的症状或体征存在着真假的现象。

4. 症的偏全　四诊信息的全面与否决定了诊断的完整性和正确性，如四诊信息不全面、不可靠，极易影响中医诊断的准确性。

（二）辨证

1. 证的有无　证是立法的重要依据。证的确立需要通过对患者的症状、体征或相关因素的综合分析。

2. 证的轻重　证有轻、重，如果不考虑证的轻重，必然影响立法用药和疗效判断。

3. 证的缓急　证有缓、急，采取机械的辨证分型，难以体现证的缓急，必须明确孰轻孰重，孰急孰缓。

4. 证的兼杂　证常是相见错杂的，主次关系也不同。临床上单纯的证少，相兼的多见。

5. 证的演变　中医的证是动态变化的，同样的证，其形成与转归可能不同。

6. 证的真假　证的真假须详辨，临床上患者诉说的"假象"症状和疾病到了后期严重阶段出现的假象症状往往与疾病本质不一致，需要详细辨明证的真假。

（三）辨病

1. 病有中西　中医、西医的病名有本质的区别，把传统的中医病名与西医病名完全等同起来，是不全面的。

2. 病有因果　病的发生有因果关系，中医学认知的原理是因发知受，即认为患者是否感受邪气、是否发病主要不是取决于邪气本身，而是取决于邪正双方斗争的结果。

3.病有善恶 对患者的病情或预后做出诊断，也是诊断的任务之一，辨病的善恶，对于重病患者来说尤为重要。

4.病有新久 同一个病，不同阶段中的中医病名、病理特点、病机不同，立法用药原则也有区别。

（四）辨人

1.性别差异 某些疾病的发生和性别有关，如"女子多郁"。

2.年龄差异 儿童与成人、青壮年与老年人年龄不同，其生理、病理特点也不同，用药时候要考虑这方面因素。

3.体质差异 不同的体质和疾病的发生、发展有着内在的联系。

4.习惯差异 患者的生活习惯和疾病的病性也有明显的关系。

5.体型差异 体型不同，对于疾病的发生、证候的特征、预后转归的影响也有不同。

（五）辨机

1.病证之机 症是辨病和辨证的依据，《黄帝内经》"病机十九条"根据证候辨病证之机，为病证诊断提供了依据。但患者临床表现很少或不典型的时候，辨病证之机就有一定的困难，此时应尽可能采集和疾病发生发展相关的因素。

2.动态先机 以整体观念为指导，充分考虑疾病的动态变化，把握疾病发展的趋势，也是中医诊断的重要内容。参考五行生克，六经、三焦和卫气营血的传变规律，五运六气等理论，可以把握疾病的先机，实现未病先防、既病防变、既变防传、瘥后防复。

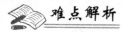

难点解析

一、四诊信息中阳性参数、阴性资料和隐性资料对于诊断的意义

阳性参数是指对某些病或证的诊断有意义的参数，是诊断病证的主要依据，尤其对某些疾病或证的诊断是不可或缺的，是必要性的资料，一般是病或证中的主要表现，可以为健康状态辨识提供依据。例如，咳嗽、气喘是诊断病位在肺的必要性阳性参数，可以为肺病各证型诊断提供主要依据。

阴性参数是指可以为否定某些健康状态提供依据的参数，这部分参数由于大多为正常状态参数，因此在诊断过程中经常被忽略。如"女性28岁"，严格说不是一个症状，它不能诊断为某种病或证，但是"女子……四七筋骨坚，发长极，身体盛壮"，因此，该参数对于否定某些病证（如肾虚）诊断有意义。

隐性参数是指对机体的健康状态可能存在直接或间接的影响，但其是否对机体产生影响则需要在机体出现相应表现时方能作出判断的参数。如气候、居住条件、饮食习惯等，对机体的健康状态有着直接或间接的影响，但是，这些因素是否会对个体人产生影响？是否已经产生影响？需要通过对机体在出现相应表现时方能作出判断，这些因素称之为隐性参数。例如：久居湿地，可能产生湿证，但是在患者出现关节沉重、酸痛等湿证的表现之前，湿的因素常被忽略，它是湿证的隐性参数；而当患者出现湿证的症状之后，"久居湿地"就成为湿证的阳性参数。

二、五辨中辨人与辨机的临床应用

中医学强调因人制宜，所以辨人在临床诊断中有重要意义。辨人的内容有：辨性别（例如女子多郁、肥人多痰）、年龄（不同年龄阶段的生理特点不同）、体质（一个人的体质是相对稳定的，并与疾病的发生、发展有内在联系）、习惯（例如嗜烟伤肺、酗酒伤肝）、体型（例如肥人多痰、瘦人多火）。

疾病的发生发展是一个动态的过程，辨机不仅要了解病证形成的机理，还要辨先机，这也是"治未病"的重要依据。辨机的内容有：①辨病证之机，即根据证候辨病证之机，但若遇到患者的临床表现很少或者不典型时，应分析居住环境、生活习惯等因素与疾病之间的内在联系，进而找到致病机制。②辨动态先机，即以整体观念为指导，充分考虑疾病的动态变化，把握疾病的发展趋势。参考五行、六经、三焦等理论，可以把握疾病的先机，实现未病先防、既病防变、既变防传、瘥后防复。

第九章 ▶ 中医医案与病历书写

教学目标

了解中医医案的特点、内容，中医病历书写的基本要求、重点内容和格式。

知识点归纳（重点以★标识）

一、中医医案

（一）中医医案的特点

医案又称诊籍、脉案、方案、病案，是中医临床医师实施辨证论治过程的文字记录，是保存、查核、考评乃至研究具体诊疗活动的档案资料。

中医医案与中医病历都是对患者病情资料及临床活动的真实记录，原本二者并无区别，统称为医案，但是按照现在标准，二者在内容、格式要求等方面存在一定的区别，意义也就有所侧重。

（二）中医医案的内容

1. 一般情况 患者的就诊时间、姓名、性别、年龄、婚姻状况、职业、居住环境等。

2. 诊疗过程 初诊的主诉、伴随症状、体征、病情变化和诊疗经过，附列相关实验室检查及其他辅助检查的结果，诊断以中医诊断为主，附列西医诊断。

3. 辨证分析与立法 介绍对本医案的辨证思路与治则。

4. 处方 方药治疗者，写出主方名称，列出药味、剂量、煎服法；针灸治疗者，列出穴位、手法等；推拿和正骨治疗者，列出穴位、部位、手法等。

5. 医嘱 用药时的注意事项、饮食忌宜、起居调摄及其他有针对性的医嘱。

6.体会（按语） 详细论述对本病的思辨特点，是医案的重点。

二、中医病历书写

（一）中医病历书写的基本要求

病历书写的内容和要求，依照卫生部和国家中医药管理局联合发布的《中医病历书写基本规范》（国中医药医政发〔2010〕29号）进行。

病历是指医务人员在医疗活动过程中形成的文字、符号、图表、影像、切片等资料的总和，包括门（急）诊病历和住院病历。中医病历书写是指医务人员通过望、闻、问、切及查体、辅助检查、诊断、治疗、护理等医疗活动获得有关资料，并进行归纳、分析、整理形成医疗活动记录的行为。

1.病历书写应当客观、真实、准确、及时、完整、规范。

2.病历书写应当使用蓝黑墨水或碳素墨水，需复写的病历资料可以使用蓝或黑色油水的圆珠笔。计算机打印的病历应当符合病历保存的要求。

3.病历书写应当使用中文，通用的外文缩写和无正式中文译名的症状、体征、疾病名称等可以使用外文。

4.病历书写应规范使用医学术语，中医术语的使用依照相关标准、规范执行。要求文字工整，字迹清晰，表述准确，语句通顺，标点正确。

5.病历书写过程中出现错字时，应当用双线划在错字上，保留原记录清楚、可辨，并注明修改时间，修改人签名。不得采用刮、粘、涂等方法掩盖或去除原来的字迹。

上级医务人员有审查修改下级医务人员书写的病历的责任。

6.病历应当按照规定的内容书写，并由相应医务人员签名。

实习医务人员、试用期医务人员书写的病历，应当经过本医疗机构注册的医务人员审阅、修改并签名。进修医务人员由医疗机构根据其胜任本专业工作实际情况认定后书写病历。

7.病历书写一律使用阿拉伯数字书写日期和时间，采用24小时制记录。

8.病历书写中涉及的诊断，包括中医诊断和西医诊断，其中中医诊断包括病的诊断与证的诊断。中医治疗应当遵循辨证论治的原则。

9.对需取得患者书面同意方可进行的医疗活动，应当由患者本人签署知情同意书。患者不具备完全民事行为能力时，应当由其法定代理人签字；患者因病无法签字时，应当由其授权的人员签字；为抢救患者，在法定代理人或被授权人无法及时签字的情况下，可由医疗机构负责人或者授权的负责人签字。

因实施保护性医疗措施不宜向患者说明情况的，应当将有关情况告知患者近亲属，由患者近亲属签署知情同意书，并及时记录。患者无近亲属的或者患者近亲属无法签署同意书的，由患者的法定代理人或者关系人签署同意书。

（二）中医病历书写的重点内容

中医病历书写的重点内容是主诉、现病史、中医病、证诊断。

1. 主诉

（1）主诉的确定　主诉是指促使患者就诊的主要症状、体征及持续时间。

（2）主诉的书写要求　简洁规范、重点突出、时间准确。

2. 现病史　现病史是指患者目前所需要治疗的最主要的疾病的病史，内容包括发病情况、主要症状特点及其发展变化情况、伴随症状、发病后诊疗经过及结果、现在症状及鉴别诊断等。

（1）发病情况的记录　记录发病的时间、地点、起病缓急、症状表现、可能的原因或诱因。

（2）病情演变的记录　按照症状发生、发展、变化的时间顺序，翔实记录主要症状特点及其发展变化情况。

（3）现在症状的记录　患者此次就诊时的症状和体征。

3. 诊断结论书写要求

（1）规范使用病名、证名。

（2）明辨病名与证名。

（3）诊断结论的排序。

（4）待确诊的处理方法。

（5）证名诊断的要求。

（三）中医病历书写的格式

1. 门诊病历

（1）初诊记录

年　月　日　科别

姓名　　性别　　年龄　　职业

主诉：促使患者就诊的主要症状（或体征）及持续时间。

现病史：主症发生的时间、主要病情发展变化、本次就诊前的诊治经过及目前情况。

既往史：记录与本次就诊疾病有关的重要既往病史、个人史与过敏史。

中医四诊情况：运用中医术语，简明扼要记录望、闻、问、切四诊情况，特别要注意舌象、脉象。

体格检查：记录生命体征，与本病相关的阳性体征及具有鉴别意义的阴性体征。

辅助检查：记录就诊时已获得的相关检查结果。

诊断：

中医诊断（包括病名诊断和证名诊断）：

西医诊断：

处理：

1）中医论治：治则治法、方药、用法等。

2）西医治疗：具体用药、剂量、用法等。

3）拟进行检查项目的具体名称。

4）饮食起居忌宜、随诊要求、注意事项。

医师签名：

（2）复诊记录

年 月 日 科别

记录内容及要求：

1）前次诊疗后的病情变化，中医四诊情况，辅助检查结果，简要的辨证分析，补充诊断、更正诊断。

2）各种诊治措施的改变及其原因。

3）随诊要求，注意事项。

4）同一医师守方超过 3 次后要重新誊写处方。

5）3 次没有确诊或疗效不佳者必须有上级医师的会诊意见。上级医师的会诊意见应详细记录，并经上级医师签字负责。

医师签名：

2. 住院病历书写与格式：

姓名：　　　　　　性别：

年龄：　　　　　　民族：

婚况：　　　　　　职业：

发病节气：　　　　出生地：

常住地址：　　　　单位：

入院时间：　　　　病史采集时间：

病史陈述者：　　　可靠程度：

主诉：患者就诊的主要症状（或体征）及持续时间。

现病史：患者本次疾病的发生、演变、诊疗等方面的详细情况，按照时间顺序写，并结合中医问诊，记录目前情况。

（1）起病情况

（2）主要症状特点及发展变化情况

（3）伴随症状

（4）发病以来诊治经过及结果

（5）发病以来一般情况

既往史：患者过去的健康和疾病情况，包括既往健康状况、疾病史、传染病史、预防接种史、手术外伤史、输血史、食物或药物过敏史等。

个人史：记录出生地及长期居留地，生活习惯及有无烟、酒、药物等嗜好，职业与工作条件，有无工业毒物、粉尘、放射性物质接触史，有无冶游史。

婚育史、经产史：婚姻状况、结婚年龄、配偶健康状况、有无子女等。女性患者要记录经带胎产情况，初潮年龄、行经期天数、经期间隔天数、末次月经时间（或闭经年龄），月经量、痛经及生育、流产次数等情况。

家族史：父母、兄弟、姐妹健康状况，有无与患者相类似的疾病，有无家族遗传倾向的疾病。

中医望、闻、切诊：应当记录神色、形态、语声、气息、舌象、脉象等。

体格检查：应当按照系统依次书写。

专科情况：根据专科需要记录专科特殊情况。

辅助检查：记录采集病史时已获得的与本次疾病相关的主要检查及其结果。

辨病辨证依据：汇集四诊资料，运用中医临床辨证思维方法，分析病因病机，得出中医辨病辨证依据。

西医诊断依据：从病史、症状、体征和辅助检查等方面总结出主要疾病的诊断依据。

初步诊断

中医诊断：病名

　　　　　证名

西医诊断：病名

　　　　　　　　　　实习医师（签名）：

　　　　　　　　　　住院医师（签名）：

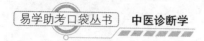

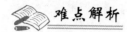

术语释义

诊籍：古代对疾病诊疗情况的记载。首次见于《史记·扁鹊仓公列传》，记载了淳于意治疗的 25 个病案，包括姓名、身份、病史、症状、诊断、治疗和疗效等内容。

医案：医案又称诊籍、脉案、方案、病案，是中医临床医师实施辨证论治郭晨的文字记录，是保存、查核、考评乃至研究具体诊疗活动的档案资料。医案是融合对个案诊疗分析、体会的文本，包括对辨证论治的成功经验和误诊误治教训的认识与总结。它不仅是医家医疗活动的真实记述，而且还反映了医家的临床经验及思维活动。

病案：病案又称医案、方案、脉案、诊籍、病历，是指医务人员在医疗活动中形成的文字、符号、图表、影像、切片等资料的总和，其中包括病人的一般资料、病情（症状、病因、脉象、舌象、其他体征等）、诊断（含病机分析、预后转归等）、治疗（含治法、方药、服用法、其他治疗、医嘱、注意事项等），是病人诊疗的原始档案。在医疗工作中，及时、正确地书写病案有着非常重要的意义。

病历：指医务人员在医疗活动过程中形成的文字、符号、图表、影像、切片等资料的总和，包括门（急）诊病历和住院病历。卫生部于 2010 年和国家中医药管理局联合发布了《中医病历书写基本规范》（国中医药医政发〔2010〕29 号）。